Stefanie Hellmann · Michael Trumpke-Oehlhorn

Die tagesstrukturierte Pflegeplanung

Stefanie Hellmann · Michael Trumpke-Oehlhorn

Die tagesstrukturierte Pflegeplanung

Ein Beitrag zur Entbürokratisierung der Pflegeprozess-Dokumentation

3., aktualisierte Auflage

schlütersche

Bibliografische Information Der Deutschen Bibliothek
Die Deutsche Bibliothek verzeichnet diese Publikation in der Deutschen Nationalbibliografie; detaillierte bibliografische Daten sind im Internet über http://dnb.ddb.de abrufbar.

ISBN 978-3-89993-245-4

Die Autoren

Stefanie Hellmann
Auf der Hut 18 b
91301 Forchheim

Michael Trumpke-Oehlhorn
Gundelsheimer Straße 17 c
96117 Memmelsdorf

Stefanie Hellmann ist staatlich examinierte Altenpflegerin, Diplom-Pflegewirtin (FH), Heimleiterin, Dozentin in der Altenpflege und Qualitätsmanagement-Auditorin (QMA-TÜV).

Michael Trumpke-Oehlhorn ist staatlich examinierter Krankenpfleger, Diplom-Pflegewirt (FH), Qualitätsmanager (CQa) und Case Manager (Univ.). Er arbeitet freiberuflich als beratender Pflegemanager.

Satz: PER Medien + Marketing GmbH, Braunschweig
Druck und Bindung: Druckhaus »Thomas Müntzer« GmbH, Bad Langensalza

Inhalt

Einleitung

Ein Buch zu Entbürokratisierung der Pflegeprozess-Dokumentation? Der Grund dafür ist einfach: Viele Fachkräfte in der Altenpflege fühlen sich von der Art und Weise der Pflegeprozess-Dokumentation genervt, denn das ständige Abzeichnen von Leistungen und das Formulieren der Pflegeplanung nimmt viel Zeit in Anspruch, ohne dass dadurch die Pflege besser werden würde. Ihre Ressourcen, so sagen viele Fachkräfte, könnten sie anderweitig sinnvoller einbringen: in der direkten Arbeit mit den Bewohnern oder mit einer sinnvollen und durchdachten Pflegeplanung.

Dieser Meinung war auch das Bayerische Sozialministerium und beauftragte eine Projektgruppe mit der »Entbürokratisierung der Pflegedokumentation«. In diesem Sinne ist auch das vorliegende Buch zu verstehen: Es geht darum, die in der Dokumentation vorliegenden Leistungs- bzw. Durchführungsnachweise und die herkömmliche Pflegeplanung durch die Einführung der »tagesstrukturierten Pflegeplanung« zu ersetzen.

Was will nun dieses etwas sperrige Wortgebilde »tagesstrukturierte Pflegeplanung« sagen? Im Prinzip ist damit zunächst einmal gemeint, dass die Pflegekraft die Pflegeplanung nicht damit beginnt, dass sie den Bewohner von der Warte der ABEDL® (siehe dazu später) aus beobachtet. Vielmehr orientiert sie sich an der Praxis des Tagesablaufs des Bewohners: Sie schaut, wie er von früh bis spät seine täglichen Aktivitäten und Beziehungen selbst gestaltet, oder ob pflegerische Interventionen erforderlich bzw. erwünscht sind. Wir finden, dass diese Vorgehensweise lebensnäher ist und der Praxis der täglichen Lebensgestaltung eher entspricht.

Der entscheidende Vorteil liegt dabei in einer Vereinfachung und Minimierung des Schreibaufwands für die tägliche Pflege, ohne dass die Individualität der Bewohner vernachlässigt wird.

Um mögliche Missverständnisse gleich von vornherein auszuschließen: Alle anderen Dokumentationsblätter, die zu einer geplanten Pflege gehören, bleiben natürlich bestehen. Das heißt beispielsweise, dass zur Wunddokumentation weiterhin ein gesondertes Formular zu führen ist. Bei der tagesstrukturierten Pflegeplanung geht es also nur um die Planung und Durchführung der **alltäglichen Pflege**.

Dieses Buch liefert Ihnen Formulierungshilfen, damit Sie die Tagesstrukturierungen schnell und einfach zu Papier bringen können. Dazu richten wir uns nach dem Tagesablauf: Wir beginnen mit dem Frühdienst, d.h. mit dem Betreten des Bewohnerzimmers und enden mit dem Nachtdienst. Die Formulierungshilfen sind wie in einem Baukasten arrangiert, orientiert am Tagesablauf, sodass Sie sich je nach Abhängigkeitsgrad des Bewohners die passende Formulierung heraussuchen können. Die Elemente dieses Baukastens sind in einem von uns entwickelten Formular für die Tagesstrukturierung einsortiert.

Bei aller Vereinfachung darf man allerdings nicht vergessen, dass jeder Bewohner ein einzigartiges Wesen ist. Das heißt, dass jede Pflegekraft vor der Übernahme einer Formulierungshilfe immer überlegen muss, ob sie dem jeweiligen Bewohner bzw. der jeweiligen Pflegesituation gerecht wird; gegebenenfalls muss sie den Text modifizieren.

1 Das bayerische Projekt »Entbürokratisierung der Pflegedokumentation«

Viele Pflegekräfte in Einrichtungen der ambulanten und stationären Altenhilfe beklagen sich seit Jahren über die zunehmende Bürokratisierung der Pflegedokumentation. Deshalb beauftragte das Bayerische Staatsministerium für Arbeit und Sozialordnung, Familie und Frauen 2002 eine Expertengruppe, nach Möglichkeiten zur »Entrümpelung« des Dokumentationswesens zu suchen.[1] Man versprach sich eine Reduzierung des Dokumentationsaufwandes um bis zu 50%.

Seit November 2002 wurden in einem Dingolfinger Pflegeheim bereits im Rahmen eines Projektes neue Formen der Dokumentation erprobt.

Es ergaben sich tatsächlich erhebliche Einsparmöglichkeiten im Zeitaufwand für die Dokumentation, vor allem durch ein geändertes Formularwesen. Weil *»Hunderte von Handzeichen«* (Wipp o. J., S. 11) hinter jeder einzelnen Pflegeleistung nur *»trügerische Sicherheit«* hinsichtlich der tatsächlichen Durchführung bieten, setzte man auf die Leistungsbestätigung im Paket. Das heißt, dass die verantwortliche Pflegefachkraft für ihre Schicht mit **einem** Handzeichen bestätigt, dass alle für den jeweiligen Bewohner vereinbarten Pflegemaßnahmen auch tatsächlich geleistet wurden. Dabei ist natürlich Voraussetzung, dass die Pflegemaßnahmen detailliert hinterlegt sind – in den tagesstrukturierten Maßnahmen der Pflegeplanung – und dass Abweichungen (z. B. aufgrund der Tagesform des Bewohners) begründet und dokumentiert werden.

Fazit: Alle Projektbeteiligten (Pflegepraktiker und Juristen) kamen zu dem Schluss, dass die Änderungen des Formularwesens und der damit verbundenen Dokumentationsweise praxistauglich und juristisch »wasserdicht« sind.

---

[1] Solche Bestrebungen gibt es auch bundesweit. So hat beispielsweise die ehemalige Bundesgesundheitsministerin Ulla Schmidt schon 2004 Bemühungen des Verbandes Deutscher Alten- und Behindertenhilfe e.V. (VDAV) begrüßt, die Pflegedokumentation zu vereinfachen (vgl. Wimmer 2004, S. 9).

2 Unser Lösungsvorschlag einer tagesstrukturierten Pflegeplanung

Das Projekt der bayerischen Staatsregierung leidet aber unseres Erachtens unter immer noch zu vielen Formularen, die nicht auf einen Blick zu übersehen sind. Es erschwert ein schnelles Erfassen der Probleme, Ziele, Maßnahmen und Ressourcen des zu pflegenden Menschen.

Außerdem halten wir es für problematisch, dass **eine** Pflegefachkraft für **alle** Pflegehandlungen (auch für die ihr unterstellten Hilfskräfte) abzeichnet. Dadurch sind die Verantwortlichkeiten etwas zu einfach geregelt. Dieses Problem wird in unserem Formular so gelöst, dass die Pflegefachkraft die von einer Pflegehilfskraft erbrachte Leistung **gegenzeichnet**, aber eben **nicht ausschließlich allein** unterzeichnet.

Eine entscheidende Folge der praktischen Umsetzung des Projekts ist allerdings die Tatsache, dass der Schreibaufwand deutlich geringer wird:

- Einmal entfällt das schier endlos scheinende Abzeichnen einzelner Leistungs- und Durchführungsnachweise.
- Zum anderen dient der Pflegebericht nur noch der Dokumentation eventueller Abweichungen von der tagesstrukturierten Pflegeplanung und der Berichterstattung über unregelmäßige bzw. nicht tägliche Vorkommnisse wie beispielsweise einer ärztlichen Visite. Solche Ereignisse versinken nun nicht mehr im so häufig zu lesenden hintereinander aufgereihten Einerlei von *»Nichts Besonderes am Vormittag«, »Ruhiger Nachmittag«, »Bewohner hat gut geschlafen«* usw. usw. Wirklich wichtige Vorkommnisse sind jetzt einfacher erkennbar, die Pflegenden sind schneller informiert; die Gefahr, eine wichtige Information zu übersehen, ist minimiert. Letztlich resultiert daraus ein Sicherheitsgewinn für alle Beteiligten.

Somit setzt sich die Pflegeprozess-Dokumentation zu einem Bewohner aus folgenden Komponenten zusammen: In der linken Spalte der nachfolgenden Tabelle sind die Bestandteile aufgelistet, die der Medizinische Dienst der Spitzenverbände der Krankenkassen (MDS) in seiner im April 2005 erschienenen Grundsatzstellungnahme Pflegeprozess und Dokumentation empfiehlt (vgl. MDS 2005b, S. 34–37). Die rechte Spalte verdeutlicht die Stellung des tagesstrukturierten Pflegeplans im Gesamtgefüge der Dokumente (die in diesem Buch beispielhaft vorgestellten Formblätter ***kursiv und fett***):

Formulare des Dokumentationssystems MDS-Empfehlung	Formulare des Dokumentationssystems mit tagesstrukturiertem Pflegeplan
1. Stammblatt	1. Stammblatt
2. Informationssammlung	2. Informationssammlung
3. Pflegeplanung	***3. Tagesstrukturierter Pflegeplan***
4. Durchführungsnachweis	***4. Durchführungsnachweis***
5. Pflegebericht	5. Pflegebericht

Wir erinnern allerdings nochmal an den einleitenden Hinweis, dass zu diesen fünf Elementen weitere hinzukommen, z. B. für die ärztliche Verordnung.

3 Aufbau der tagesstrukturierten Pflegeplanung

Ein Formularsatz besteht aus mindestens fünf Blättern. In ihrer Reihenfolge von vorn nach hinten sind das:

- Erstes Blatt: **Änderungen/Ergänzungen/Zusätze** (siehe Abschnitt 3.1).
- Zweites Blatt: **Tägliche Besonderheiten und Notwendigkeiten** (siehe Abschnitt 3.2).
- Drittes, viertes und fünftes Blatt: **Frühdienst, Spätdienst, Nachtdienst** (siehe Abschnitt 3.3).

Dass dieser Mindestumfang von fünf Blättern überschritten werden kann, liegt daran, dass ein pflegeaufwändiger Bewohner in der Regel eine gleichfalls aufwändigere tagesstrukturierte Pflegeplanung erfordert. Das kann dazu führen, dass Sie für die Niederschrift der tagestrukturierten Maßnahmen im Frühdienst und im Spätdienst mehr Blätter benötigen.

3.1 Erstes Blatt: Änderungen/Ergänzungen/Zusätze

Dieses Blatt wird in der täglichen Arbeit in der Regel selten benötigt werden. Es dient den Eintragungen und Beschreibungen von Änderungen, Ergänzungen und Zusätzen der Pflegeplanung. Weil Änderungen gleich auf dem ersten Blatt des Formularsatzes stehen, fallen sie sofort auf und können in der Arbeit mit dem Bewohner berücksichtigt werden. Bei der nächsten planmäßigen Überarbeitung der Pflegeplanung werden diese Änderungen dann in die tagesstrukturierten Maßnahmen des Früh-, Spät- bzw. Nachtdienstes eingearbeitet (sollten sich gravierende Veränderungen in der Betreuung des Bewohners ergeben haben, ist eine Überarbeitung natürlich sofort erforderlich).

Aufbau:

- In der ersten Zeile wird der Bewohnername eingetragen.
- Danach folgt der Block für die Eintragungen von Änderungen, Ergänzungen und Zusätzen. In Spalten sind von links nach rechts folgende Rubriken angeordnet:

	Nähere Erläuterung siehe:
– **Probleme:** Neu aufgetretene Pflegeprobleme.	3.3.1
– **Ziele:** Pflegeziele, die für den Bewohner noch zu erreichen sind.	3.3.2
– **AEDL:** Nummern der zutreffenden AEDL; die jeweilige Nummer kann der Legende in der ersten Zeile entnommen werden.	3.3.3
– **Std. Nr.:** Nummern der hausinternen Standards, die relevant sind.	3.3.4
– **Uhrzeit:** Uhrzeit, zu der die Maßnahmen ungefähr stattfinden.	3.3.5
– **Tagesstrukturierende Maßnahmen mit Ressourcen:** Pflegemaßnahmen mit gleichzeitiger Beschreibung der Fähigkeiten, Wünsche und Bedürfnisse des Bewohners, die ihm für die jeweilige Verrichtung zur Verfügung stehen.	3.3.6
– **Änderung ab:** Datum der Veränderung (erster Geltungstag). Die Veränderung ist dann auf dem ersten Blatt (siehe 3.1) zu beschreiben.	3.3.7

- In der folgenden Zeile sind in entsprechenden Feldern Erstellungs- und Überarbeitungsdaten mit Handzeichen einzutragen.
- Darunter sind gegebenenfalls weitere verwendete Dokumentationsformulare anzukreuzen (z. B. Wunddokumentation).
- Ganz unten rechts steht die Einzelseiten- und die Gesamtseitenzahl.

Die folgende Seite zeigt das Formblatt.

Name:

Änderungen/Ergänzungen/Zusätze						
Probleme	**Ziele**	AEDL	Std. Nr.	**Uhr-zeit**	**Tagesstrukturierte Maßnahmen mit Fähigkeiten/Ressourcen**	Änderung ab:

Erstellt am: von (Unterschrift):	Überarbeitet am von (Unterschrift):	Überprüft am (Datum/Hz.):	Überprüft am (Datum/Hz.):	Überprüft am (Datum/Hz.):	Überprüft am (Datum/Hz.):

Weitere Dokumentation (bitte ankreuzen, wo zutreffend):

❏ Sturz ❏ Diabetes ❏ Enterale Ernährung ❏ Orale Ernährung ❏ Flüssigkeitsaufnahme ❏ Bewegungsnachweis/Lagerung

❏ Wundbeobachtung/-behandlung ❏ Pflegestandards ❏ Sonstige: ____________________

Seite _____ von _____

3.2 Zweites Blatt: Tägliche Besonderheiten und Notwendigkeiten

Dieses Blatt dient gleich zwei Anliegen:

- Einmal soll es einen schnellen Überblick über die wichtigsten medizinischen Diagnosen verschaffen (denn meist bestimmen die Erkrankungen eines Bewohners auch das Ausmaß seiner Pflegebedürftigkeit).
- Zum anderen sind hier täglich, wöchentlich und monatlich anfallende Besonderheiten und Notwendigkeiten der Pflege einzutragen, also eben solche Angelegenheiten, die täglich **nicht (nur) regelmäßig** anfallen. Beispiele hierfür sind:
  - täglich: ans Trinken erinnern; Bewohner möchte gern um 10.00 Uhr seinen Tee einnehmen usw.
  - wöchentlich: Vollbad durchführen
  - monatlich: Haare schneiden

Aufbau:

- In der ersten Zeile wird der Bewohnername eingetragen. Es folgt der Block für die Eintragungen, und zwar in Spalten von links nach rechts:
  - *Medizinische Diagnosen:* Eintrag der medizinischen Diagnosen. Es empfiehlt sich dringend, wegen der Aktualität und Übersichtlichkeit nur die wichtigsten, für die Pflege relevanten Diagnosen zu nennen.
  - *Täglich bei Bedarf:* Eintrag von Maßnahmen, die täglich unregelmäßig und/oder zusätzlich zu den regelmäßigen Maßnahmen anfallen.
  - *Wöchentl. regelmäßig durchzuführende Maßnahmen:* Eintrag von Maßnahmen, die in ein- oder mehrwöchentlichen Abständen anfallen.
  - *Monatl. oder länger regelmäßig durchzuführende Maßnahmen:* Eintrag von Maßnahmen, die in monatlichen Abständen anfallen.
  - *Änderungen ab:* Eintrag des Datums der Änderung einer Maßnahme; die Art der Änderung ist dann auf dem ersten Blatt (siehe 3.1) einzutragen.
- Die folgende Zeile listet von 1 bis 13 die AEDL auf.
- Die unterste Zeile ist eine Legende zu den Kürzeln, mit denen der Umfang der Pflegetätigkeit beschrieben wird (z. B. *VÜ = volle Übernahme*)

Die folgende Seite zeigt das Formblatt.

Name:

Medizinische Diagnosen	Tägliche Besonderheiten und Notwendigkeiten, die zusätzlich zu den regelmäßigen Maßnahmen zu beachten sind		Änderungen
	Wöchentlich regelmäßig durchzuführende Maßnahmen	**Monatlich oder länger regelmäßig durchzuführende Maßnahmen**	

Die 13 AEDL:
1: Kommunizieren können; **2**: Sich bewegen können; **3**: Vitale Funktionen aufrechterhalten; **4**: Sich pflegen können; **5**: Essen und Trinken können;
6: Ausscheiden können; **7**: Sich kleiden können; **8**: Ruhen und schlafen können; **9**: Sich beschäftigen können; **10**: Sich als Mann oder Frau fühlen können;
11: Für sichere Umgebung sorgen können; **12**: Soziale Bereiche des Lebens sichern können; **13**: Mit existenziellen Erfahrungen des Lebens umgehen können

Erklärungen der Kürzel bei den Maßnahmen: VÜ = volle Übernahme; **TÜ** = Teil-Übernahme; **A** = Anleiten; **B** = Beaufsichtigen; U = Unterstützen

3.3 Drittes Blatt und folgende Blätter: Frühdienst/Spätdienst/Nachtdienst

Diese Blätter sind das Kernstück der tagesstrukturierten Pflegeplanung. Alle drei Blätter – das für den Frühdienst, das für den Spätdienst, das für den Nachtdienst – folgen dem gleichen Aufbau, wie nachfolgend beschrieben:

Aufbau:

- Die erste Zeile dient der Eintragung des Bewohnernamens.
- Als Zweites folgt der tabellenartige Block, der in seiner ersten Zeile je nach seiner schichtbezogenen Verwendung mit »Frühdienst« oder »Spätdienst« oder »Nachtdienst« überschrieben ist. Die darunter angeordneten Spalten sind von links nach rechts:

	Nähere Erläuterung siehe:
– **Probleme:** Eintrag der Pflegeprobleme.	3.3.1
– **Ziele:** Pflegeziele, die für den Bewohner realistischerweise noch zu erreichen sind. Das Ziel kann auch »nur« darin bestehen, den momentanen Zustand des Bewohners zu erhalten und/oder zu fördern.	3.3.2
– **AEDL:** Nummern der zutreffenden AEDL; die jeweilige Nummer kann der Legende in der ersten Zeile entnommen werden.	3.3.3
– **Std. Nr.:** Nummern der hausinternen Standards, die relevant sind.	3.3.4
– **Uhrzeit:** Uhrzeit, zu der die Maßnahmen ungefähr stattfinden.	3.3.5
– **Tagesstrukturierende Maßnahmen mit Fähigkeiten/Ressourcen:** Pflegemaßnahmen mit gleichzeitiger Beschreibung der Fähigkeiten, Wünsche und Bedürfnisse (Ressourcen) des Bewohners, die ihm für die jeweilige Verrichtung zur Verfügung stehen.	3.3.6
– **Änderung ab:** Datum der Veränderung (ab erstem Geltungstag). Die Veränderung ist dann auf dem ersten Blatt (siehe 3.1) zu beschreiben.	3.3.7

- Darunter folgt eine kleine Legende der 13 AEDL.
- Eine Erklärung zu den Kürzeln, die den Grad der Übernahme von Pflegemaßnahmen (z. B. »VÜ = volle Übernahme«) kennzeichnen, schließt das Blatt ab.

3.3.1 Pflegeprobleme/Pflegediagnosen

Pflegeprobleme sollten kurz, genau und objektiv beschreiben, in welchem Zustand der Bewohner sich befindet. Ab Kapitel 4 werden dazu Formulierungshilfen angeboten.

Pflegediagnosen werden lt. NANDA (North American Nursing Diagnosis Association) folgendermaßen definiert: *»Eine Pflegediagnose ist eine klinische Beurteilung der Reaktion von Einzelpersonen, Familien oder sozialen Gemeinschaften auf aktuelle oder potenzielle Probleme der Gesundheit oder im Lebensprozess. Pflegediagnosen bilden die Basis zur Auswahl pflegerischer Maßnahmen, um Ergebnisse zu erreichen, für die Pflege verantwortlich ist«.*

Pflegediagnosen dienen der internationalen Vereinheitlichung von Pflege und somit ihrer Professionalisierung auf hohem Niveau.

Pflegediagnosen werden in Zukunft den Begriff »Pflegeprobleme« immer stärker ablösen. Deshalb haben wir dem Begriff »Pflegeprobleme« den Begriff **Pflegediagnosen** zur Seite gestellt.

3.3.2 Pflegeziele

Pflegeziele sollen erreichbar und realistisch sowie überprüfbar sein. Das heißt, sie können sowohl eine anzustrebende Verbesserung beschreiben wie auch »nur« eine möglichst lange Beibehaltung des jetzigen Zustands.

3.3.3 AEDL/ABEDL® nach Krohwinkel

Die 13 AEDL-Bereiche sind nie getrennt voneinander zu begreifen. Sie stehen immer miteinander in einer wechselseitigen Beziehung und bedingen einander.

Tabelle 1: Aktivitäten und existenzielle Erfahrungen des Lebens nach Krohwinkel.

Aktivitäten und existenzielle Erfahrungen des Leben (AEDL)	
1	Kommunizieren können
2	Sich bewegen können
3	Vitale Funktionen aufrecht erhalten können
4	Essen und trinken können
5	Ausscheiden können
6	Sich pflegen können
7	Sich kleiden können
8	Ruhen, schlafen und sich entspannen können
9	Sich beschäftigen lernen und sich entwickeln können
10	Sich als Frau oder Mann fühlen und verhalten können
11	Für eine sichere und fördernde Umgebung sorgen können
12	Soziale Beziehungen und Bereiche sichern und gestalten können
13	Mit existenziellen Erfahrungen des Lebens umgehen können

Mittlerweile hat Monika Krohwinkel ihr AEDL-Pflegemodell modifiziert. Es heißt nunmehr ABEDL®-Strukturierungsmodell. Die wesentlichen Änderungen bestehen darin, dass sie die bisherigen 13 AEDL neu sortiert und teilweise neu benannt hat.

Die ersten elf AEDL fasste sie unter die Überschrift »Lebensaktivitäten realisieren können« zusammen. Die AEDL 12 »Soziale Kontakte und Beziehungen aufrecht erhalten können« und die AEDL 13 »Mit existenziellen Erfahrungen des Lebens umgehen und sich dabei entwickeln können« wurden präziser formuliert und mit drei (bei AEDL 12) bzw. vier (bei AEDL 13) Unterkriterien versehen.
Da die tagesstrukturierte Pflegedokumentation bereits die stärkere Gewichtung sozialer Gesichtspunkte, wie sie das ABEDL®-Strukturierungsmodell vorsieht, berücksichtigt, wurden in den Formularen keine Änderungen vorgenommen.

3.3.4 Standard-Nummer

Voraussetzung für die Eintragung der Standard-Nummer ist natürlich, dass die betreffende Einrichtung über definierte Standards verfügt und sie beispielsweise in einem so genannten Standard-Ordner oder Qualitätshandbuch hinterlegt hat. In die Tagesstruktur soll in die entsprechende Spalte das Kürzel der wichtigsten Standards (z. B. »2.5«, falls das das Kürzel für die Kontrakturprophylaxe ist) eingetragen werden.

Soweit es bereits nationale Expertenstandards für die Pflege gibt (z. B. Expertenstandard Sturzprophylaxe), sind diese zu berücksichtigen. Dazu sind Pflegeeinrichtungen gemäß §§ 112 und 113a SGB XI verpflichtet.

3.3.5 Uhrzeit

Die Uhrzeit spiegelt den individuellen Tagesrhythmus des Bewohners wider und gibt an, wann er z. B aufsteht oder frühstückt. Die Zeitangaben sind selbstverständlich nur ungefähre Richtwerte, denn kaum ein Mensch – ein alter schon gleich gar nicht – funktioniert Tag für Tag wie ein Uhrwerk.

3.3.6 Tagesstrukturierende Maßnahmen mit Fähigkeiten/Ressourcen

Die Pflegemaßnahmen beschreiben die Vorgehensweise der Pflegenden:
- Was ist zu tun?
- Wie ist es zu tun?
- Wann ist es zu tun?
- Wie oft ist es zu tun?
- Wer soll es tun?

Unbedingt zu berücksichtigen sind dabei natürlich die vorhandenen Fähigkeiten des Bewohners, ebenso seine Wünsche und Bedürfnisse, kurzum: seine **Fähigkeiten und Ressourcen**, die ihm bei dieser oder jener Aktivität des täglichen Lebens zur Verfügung stehen. Von dem Ausmaß, in dem er auf eigene Fähigkeiten/Ressourcen zurückgreifen kann, hängt ab, inwieweit eine Pflegekraft eine Pflegemaßnahme übernehmen muss, bzw. inwieweit sie den Bewohner einbinden kann. Diesen engen Zusammenhang zwischen einer Aktivität des täglichen Lebens, Pflegemaßnahme, Einschränkung (bis hin zum Risiko) und vorhandener Fähigkeiten/Ressource des Bewohners haben wir berücksichtigt, indem direkt zu einer tagesstrukturierten Maßnahme die dem Bewohner dafür zur Verfügung stehende Fähigkeit/Ressource **in Klammern und Fettdruck** angeführt ist. So ist auf einen Blick zu erkennen, wie weit man einerseits dem Bewohner helfen muss, und wie weit man andererseits seine Fähigkeit zur selbstbestimmten Mitarbeit im Sinne aktivierender Pflege berücksichtigen muss. Man erkennt beispielsweise, ob der Oberkörper komplett durch die Pflegekraft zu waschen ist, oder ob der Bewohner in der Lage ist, wenigstens teilweise Brust und Arme selbst zu waschen.

Und schließlich ist noch zu bedenken, dass Pflegemaßnahmen nicht erst dann anzusetzen sind, wenn der Bewohner bestimmte Verrichtungen nicht mehr (allein) bewältigen kann, sondern bereits im Vorfeld, um Probleme erst gar nicht entstehen zu lassen (man denke z. B. an die Kontrakturprophylaxe, Dekubitusprophylaxe usw.), oder sie werden durchgeführt, um spontan geäußerten Wünschen und Bedürfnissen des Bewohners zu entsprechen.

3.3.7 Änderungen

Hier vermerkt man das Datum einer Änderung einer Maßnahme; die Art der Änderung ist dann auf dem ersten Blatt (siehe 3.1) zu beschreiben.

3.4 Durchführungsnachweise

Hier macht sich nun die Entbürokratisierung direkt bemerkbar: Auf diesem Formular zeichnet die beteiligte Pflegekraft mit nur **einem** Handzeichen den kompletten Katalog der tagesstrukturierten Maßnahmen ihrer Schicht ab.

Weil wir es allerdings für problematisch halten, dass, wie im bayerischen Projekt vorgesehen, **eine** Pflegefachkraft für **alle** Pflegehandlungen auch der ihr unterstellten Hilfskräfte abzeichnet, ist in unserem Formular vorgesehen, dass auch die Pflegehilfskraft für die von ihr durchgeführten tagesstrukturierten Maßnahmen abzeichnet. Auf diese Weise scheinen uns die Verantwortlichkeiten eindeutiger geregelt. So ist nachvollziehbar, wer wann welche tagesstrukturierten Maßnahmen verrichtet hat.

Die folgende Seite zeigt ein Formblatt für die Durchführungsnachweise. Es deckt alle drei Schichten eines Arbeitstages ab und kann über einen Zeitraum von zwei Monaten genutzt werden.

In der ersten Zeile eines Dienstes zeichnet die verantwortliche Pflegefachkraft ab, in der Zeile darunter die Pflegehilfskraft. Ein Handzeichen in der dritten Zeile weist darauf hin, dass sich Veränderungen oder Abweichungen ergeben haben, über die der Pflegebericht Auskunft gibt. Weitere, möglicherweise an der Pflege beteiligte Kräfte können ihre Handzeichen in die beiden letzten Zeilen setzen.

Durchführungsnachweise

Monat:	Datum:	1	2	3	4	5	6	7	8	9	10	11	12	13	14	15	16	17	18	19	20	21	22	23	24	25	26	27	28	29	30	31
Frühdienst	Tagesstruktur: Hz. verantwortl. Pflegefachkraft																															
	Tagesstruktur: Hz. Pflegehilfskraft																															
	Veränd./Abweich. (s. Pflegebericht)																															
Spätdienst	Tagesstruktur: Hz. verantwortl. Pflegefachkraft																															
	Tagesstruktur: Hz. Pflegehilfskraft																															
	Veränd./Abweich. (s. Pflegebericht)																															
Nachtdienst	Tagesstruktur: Hz. verantwortl. Pflegefachkraft																															
	Tagesstruktur: Hz. Pflegehilfskraft																															
	Veränd./Abweich. (s. Pflegebericht)																															

Monat:	Datum:	1	2	3	4	5	6	7	8	9	10	11	12	13	14	15	16	17	18	19	20	21	22	23	24	25	26	27	28	29	30	31
Frühdienst	Tagesstruktur: Hz. verantwortl. Pflegefachkraft																															
	Tagesstruktur: Hz. Pflegehilfskraft																															
	Veränd./Abweich. (s. Pflegebericht)																															
Spätdienst	Tagesstruktur: Hz. verantwortl. Pflegefachkraft																															
	Tagesstruktur: Hz. Pflegehilfskraft																															
	Veränd./Abweich. (s. Pflegebericht)																															
Nachtdienst	Tagesstruktur: Hz. verantwortl. Pflegefachkraft																															
	Tagesstruktur: Hz. Pflegehilfskraft																															
	Veränd./Abweich. (s. Pflegebericht)																															

Name:

3.5 Evaluation/Pflegebericht

Der Pflegebericht gibt Auskunft darüber, welche von der tagesstrukturierten Pflegeplanung abweichenden pflegerischen Maßnahmen umgesetzt wurden, in welchem Gesundheitszustand sich der Bewohner befunden hat, welche Hilfen in der jeweiligen Situation zum Tragen kamen und wie der Bewohner auf diese reagierte.

Der Pflegebericht dient zum einen der Reflexion und Überprüfung der Ergebnisqualität der Pflegemaßnahmen. Das bedeutet, regelmäßig Angaben zu Veränderungen, Befindlichkeiten des Bewohners, Reaktionen auf pflegerische Maßnahmen usw. zu dokumentieren und Abweichungen von den vorgesehenen Maßnahmen zu begründen.

Wenn sich herausstellt, dass auf Grund einer Zustandsänderung des Bewohners die Abweichungen zur Regel werden, müssen diese an den Zustand des Bewohners angepassten Maßnahmen Bestandteil der tagesstrukturierten Pflegeplanung werden.

Ein Beispiel: Ein Bewohner hatte bisher immer zuverlässig selbstständig gegessen. Durch eine seit zwei Wochen eingetretene Gesundheitsverschlechterung muss ihm nun immer öfter die Nahrung eingegeben werden, sodass die selbstständige Einnahme der Mahlzeiten die Ausnahme und die Hilfe der Pflegekräfte bei der Nahrungsaufnahme die Regel ist. Diese Veränderung wurde natürlich im Pflegebericht dokumentiert und muss nun unter den **regelmäßigen Maßnahmen** der Tagesstruktur eingearbeitet werden.

Zum anderen dient der Pflegebericht der umfassenden und jederzeit aktuellen Information des Pflegeteams, des Arztes und möglicher weiterer Therapeuten.
Fassen wir zusammen: Inhalte des Pflegeberichts sind:
- Abweichung von geplanten Maßnahmen
- Unvorhersehbare, ungeplante Ereignisse
- Physische und psychische Veränderungen des Bewohners
- Visiten
- Notizen zu Gesprächen mit Angehörigen, Betreuern, Behörden, Ämtern
- An- und Abwesenheit des Pflegebedürftigen

Alle Eintragungen sind mit Datum, Uhrzeit und Handzeichen zu versehen.

4 Beispiele für Formulierungen der tagesstrukturierten Pflegeplanung: Probleme, Ziele, Maßnahmen und Fähigkeiten/Ressourcen

Die folgenden Seiten zeigen in der Art eines »Baukastens« exemplarische Formulierungshilfen für die Pflegediagnosen/Pflegeprobleme, -ziele, -maßnahmen und Ressourcen. Die Auflistung dieser Formulierungshilfen folgt dabei dem Tagesablauf des Bewohners vom Morgen bis zum Ende der Nachtruhe. Der üblichen Organisation des Pflegedienstes entsprechend kommen Formblätter für den Frühdienst, den Spätdienst und den Nachtdienst zum Einsatz (s. Kapitel 3.3).

Des Weiteren haben wir uns bemüht, die Formulierungshilfen in Anlehnung an das Ausmaß der Pflegeabhängigkeit des Bewohners in vier Gruppen aufzuteilen:

- Der selbstständige Bewohner
- Der teilabhängige Bewohner
- Der voll abhängige Bewohner, der das Bett noch verlassen kann
- Der voll abhängige Bewohner, der das Bett nicht verlassen kann[2]

Somit ergibt sich die Möglichkeit, jene Formulierungen herauszusuchen, die dem Abhängigkeitsgrad des Bewohners am ehesten entsprechen, und sie in die eigene Pflegedokumentation zu übernehmen. Sollten auf diese Weise viele Seiten zusammenkommen (ganz besonders bei dem voll abhängigen Bewohner, der das Bett nicht mehr verlassen kann, s. Kapitel 4.4), dann bedenken Sie bitte: Die angebotenen Formulierungen beziehen sich auf einen für das Ausmaß seiner Pflegebedürftigkeit gewissermaßen jeweils idealtypischen Bewohner und versuchen, möglichst vielen Pflegesituationen gerecht zu werden. Das führt bei den Formulierungsbeispielen zum selbstständigen Bewohner dazu, dass so gut wie keine Probleme, dafür um so mehr Fähigkeiten/Ressourcen genannt sind. Andererseits ergibt sich bei Bewohnern mit großem Pflegeaufwand eine Fülle von Formulierungsbeispielen.

In der Praxis gibt es aber diesen idealtypischen Bewohner kaum.

---

[2] Die Aufteilung der Formulierungen für voll abhängige Bewohner, die einerseits das Bett noch verlassen können, andererseits dazu nicht in der Lage sind, schien uns deshalb sinnvoll, weil trotz des annähernd gleichen Ausmaßes der Pflegebedürftigkeit die Pflegeabläufe häufig andere sind. In der Regel wird bei einem Bewohner, der das Bett verlassen kann, im Bett nur die Wäsche des Unterkörpers vorgenommen und die Pflege des Oberkörpers dann nach der Mobilisation am Waschbecken; ein komplett immobiler Bewohner wird jedoch zur Gänze im Bett versorgt.

Wichtig: Wir möchten hier ausdrücklich darauf hinweisen, dass die Formulierungshilfen tatsächlich als **Hilfen** zu verstehen sind und die Pflegekraft keinesfalls von der Pflicht entbinden, in ihrer Formulierung der Individualität des Bewohners gerecht zu werden. Es wäre verkehrt, eine Formulierungshilfe unreflektiert zu übernehmen. Man würde dem Bewohner möglicherweise nicht gerecht!

Nicht enthalten sind Formulierungen zur so genannten »Behandlungspflege«. Maßnahmen auf diesem Gebiet sind in den unterschiedlichsten Variationen vorstellbar – z. B. Dekubitusbehandlung, Wundverband einer infizierten PEG-Punktionsstelle, Tracheostomaversorgung – sodass es nicht möglich ist, sie hier zu berücksichtigen. Die Nennung einer behandlungspflegerischen Maßnahme würde in der tagesstrukturierten Pflegeplanung ohnehin nur in Form eines kurzen Hinweises erfolgen, denn die ausführliche Beschreibung des Vorgangs ist in einem dafür vorgesehenen Dokumentationsformular vorzunehmen, beispielsweise einem Formular zur Wunddokumentation.

4.1 Der selbstständige Bewohner

Auf den kommenden Seiten folgen nun Beispiele für Formulierungen der tagesstrukturierten Pflegeplanung für einen selbstständigen Bewohner. Dargestellt sind Früh-, Spät- und Nachtdienst.

Name:

Frühdienst

Probleme	**Ziele**	AEDL	Std. Nr.	**Uhr-zeit**	**Tagesstrukturierte Maßnahmen** ***(Fähigkeiten/Ressourcen in Klammern und Fettdruck)***	Änderung ab:
Pflegediagnosen: Orientierungsstörung	Sicheres Umfeld BW hat seinen Tag strukturiert BW findet sich in seiner Umgebung zurecht				**Begrüßung:** ▪ Orientierungshilfen geben: Wochentag, Datum, Uhrzeit, evtl.-Feiertag, Beginn einer Jahreszeit usw.	
Pflegediagnosen: Eingeschränkte Beweglichkeit Kraftlosigkeit ***Pflegeprobleme:*** Bewegungen sind erschwert/unsicher/verlangsamt Kraftlosigkeit Sturzgefahr Gesteigerter Bewegungsdrang Bewegungsarmut/Bewegungsmangel Gleichgewichtsstörungen	Vorhandene Fähigkeit sind erhalten und gefördert Geht sicher und angstfrei Hilfe/Hilfsmittel sind akzeptiert				***Mobilisation aus dem Bett (selbstständiger BW):*** ▪ **(BW kann selbstständig aufstehen)** ▪ **(BW kann selbstständig ins Bad gehen)** ▪ **(BW kann sich selbstständig fortbewegen)** ▪ **(BW kann selbstständig Hilfsmittel benutzen, z. B. Rollator, Gehstock)**	

▼▼

Die 13 AEDL:
1: Kommunizieren können; **2**: Sich bewegen können; **3**: Vitale Funktionen aufrechterhalten; **4**: Sich pflegen können; **5**: Essen und Trinken können; **6**: Ausscheiden können; **7**: Sich kleiden können; **8**: Ruhen und schlafen können; **9**: Sich beschäftigen können; **10**: Sich als Mann oder Frau fühlen können; **11**: Für sichere Umgebung sorgen können; **12**: Soziale Bereiche des Lebens sichern können; **13**: Mit existenziellen Erfahrungen des Lebens umgehen können

Erklärungen der Kürzel bei den Maßnahmen: **VÜ** = volle Übernahme; **TÜ** = Teil-Übernahme; **A** = Anleiten; **B** = Beaufsichtigen; U = Unterstützen

Name:

Frühdienst						
Probleme	**Ziele**	AEDL	Std. Nr.	**Uhr-zeit**	**Tagesstrukturierte Maßnahmen** ***(Fähigkeiten/Ressourcen in Klammern und Fettdruck)***	Änderung ab:
Pflegediagnosen: Obstipation Diarrhoe Stuhlinkontinenz Harninkontinenz ***Pflegeprobleme:*** Urininkontinenz Tröpfcheninkontinenz Stressinkontinenz Stuhlinkontinenz Harn- und Stuhlinkontinenz Dauerkatheter Colostoma Obstipation, Koprostase (Kotsteine) Häufiges Wasserlassen (Polyurie), häufiges nächtliches Wasserlassen (Nykturie) Imperativer Harn-/Stuhldrang (plötzlicher und fordernder Harn/Stuhldrang)	Vorhandene Fähigkeiten sind erhalten und gefördert Intakte Haut Physiologische, schmerzfreie Harn- und Stuhlentleerung Nimmt genügend Flüssigkeit zu sich Nimmt genügend ballaststoffreiche Nahrung zu sich Vermeidet unverträgliche Nahrungsmittel Hat ausreichend Bewegung Hat feste Stuhlgang-gewohnheiten Infektionen sind vermieden Benötigt keine/geringe Dosen an Abführmitteln Vorhandene Fähigkeiten sind erhalten/gefördert Sicherheit in der Gemeinschaft/Selbstachtung ist erhalten				***Ausscheidung (selbstständiger BW):*** ▪ VÜ: für sicheres Sitzen sorgen, z. B. durch Halterungen, Sitzerhöhungen und Aufstehhilfen ▪ **(BW verspürt Harn- und Stuhldrang)** ▪ **(BW kann selbstständig auf Toilette gehen)** ▪ **(BW kann selbstständig Reinigung nach Toilettengang durchführen**	

Pflegediagnosen: Eingeschränkte Beweglichkeit Kraftlosigkeit Hautschädigung ***Pflegeprobleme:*** Hautzustand: Dünne Haut, trockene Haut, Pergamenthaut, Schuppenbildung, Schwitzt leicht Friert leicht	Intakte Haut/Schleimhaut Ist gepflegt und fühlt sich wohl Sieht die Notwendigkeit der (vermehrten) Körperpflege ein Sieht die Notwendigkeit angemessener Bekleidung ein Bekleidungsmaterialen sind dem Hautzustand angemessen				***Morgentoilette (selbstständiger BW):*** ▪ **(BW kann sich selbstständig waschen)** ▪ **(BW kann sich selbstständig an- und auskleiden)** ▪ **(BW kann sich selbstständig mit Inkontinenzeinlage versorgen)** ▪ **(BW kann Mund- und Zahn(prothesen)pflege selbstständig durchführen)** ▪ **(BW kann seine Haare selbstständig kämmen)** ▪ **(BW kann sich selbstständig rasieren)** ▪ **(BW kann kosmetische Maßnahmen selbstständig durchführen)** ▪ **(BW kann – bis auf den Rücken – die Körperpflege selbstständig durchführen)**	
Pflegeprobleme: Kann Zimmer/Einrichtung nicht selbstständig in Ordnung halten	Vorhandene Fähigkeiten erhalten und fördern Geordnetes, sicheres Wohnumfeld Fühlt sich wohl in der Umgebung				***Hauswirtschaftliche Maßnahmen (im Umfang je nach Abhängigkeitsstufe):*** ▪ Zimmer lüften ▪ Jalousien hochziehen/hochkurbeln ▪ Vorhänge öffnen ▪ Bett machen ▪ bei Bed. Bett beziehen ▪ Müllbeutel wechseln ▪ Handtücher und Waschlappen wechseln ▪ Flächen-/Wischdesinfektion nach Desinfektionsplan	

▶▶

Die 13 AEDL:
1: Kommunizieren können; **2**: Sich bewegen können; **3**: Vitale Funktionen aufrechterhalten; **4**: Sich pflegen können; **5**: Essen und Trinken können;
6: Ausscheiden können; **7**: Sich kleiden können; **8**: Ruhen und schlafen können; **9**: Sich beschäftigen können; **10**: Sich als Mann oder Frau fühlen können;
11: Für sichere Umgebung sorgen können; **12**: Soziale Bereiche des Lebens sichern können; **13**: Mit existenziellen Erfahrungen des Lebens umgehen können

Erklärungen der Kürzel bei den Maßnahmen: VÜ = volle Übernahme; **TÜ** = Teil-Übernahme; **A** = Anleiten; **B** = Beaufsichtigen; U = Unterstützen

Name:

Frühdienst						
Probleme	**Ziele**	AEDL	Std. Nr.	**Uhrzeit**	**Tagesstrukturierte Maßnahmen** ***(Fähigkeiten/Ressourcen in Klammern und Fettdruck)***	Änderung ab:
Pflegediagnosen: Untergewicht Übergewicht ***Pflegeprobleme***: Mangelernährung Fehlernährung Kann nur passierte Kost zu sich nehmen Sieht die Notwendigkeit einer Diät nicht ein Gesteigerter Appetit Hastige Nahrungsaufnahme Appetitlosigkeit Unangemessene Tischsitten	Vorhandene Fähigkeiten erhalten und fördern Hat ausgewogene Flüssigkeitsbilanz Hat ein angemessenes Körpergewicht/Normalgewicht Nimmt in Gemeinschaft gesittet Mahlzeiten ein				***Frühstück/Mittagessen/Nachmittagskaffee/Abendessen (selbstständiger BW)***: ▪ **(BW nimmt selbst am Tisch in seinem Zimmer Platz)** ▪ **(BW geht selbstständig in den Speiseraum)** ▪ **(BW sucht sich Speisen und Getränke selbst aus)** ▪ **(BW kann Speisen und Getränke selbstständig mundgerecht vorbereiten)** ▪ **(BW kann selbstständig essen und trinken)** ▪ **(BW kann Mund/Hände/Bekleidung nach der Mahlzeit selbstständig reinigen)** ▪ VÜ: PFK stellt Medikamente bereit ▪ **(BW nimmt Medikamente selbstständig und zuverlässig ein)** ▪ A/B/U oder TÜ: Medikamente einnahmegerecht darbieten ▪ VÜ: Aufsicht über die Medikamenteneinnahme ▪ VÜ: Reichen der Zwischenmahlzeiten	

Pflegediagnosen: Eingeschränkte Beschäftigungsfähigkeit ***Pflegeprobleme:*** Teilnahmslosigkeit Antriebslosigkeit Apathie Fehlende Motivation Resignation Langeweile Schläfrigkeit Gefühl der Ohnmacht	Hat Freude an Beschäftigung Setzt eigene Fähigkeiten zur Gestaltung des Tagesablaufs ein Kann sich neue Interessen und Beschäftigungsmöglichkeiten erschließen Empfindet seinen Tagesablauf als sinnvoll und befriedigend				***Beschäftigung (selbstständiger BW):*** ▪ **(BW äußert seine Wünsche und setzt sie in die Tat um)** ▪ **(BW nimmt selbstständig Beschäftigungsangebote des Hauses wahr)** ▪ **(BW liest gern seine Tageszeitung)** ▪ **(BW sieht gern fern)** ▪ **(BW sucht von sich aus Kontakt zu seiner Umgebung)** ▪ **(BW verlässt selbstständig das Haus zu Besorgungen, Veranstaltungen, Spaziergängen, Treffen mit anderen Menschen usw.)**	
Pflegediagnosen: Schlafstörungen Gesteigerte Müdigkeit ***Pflegeprobleme:*** Ist erschöpft und müde	Fühlt sich wohl und ausgeruht				***Mittagsruhe (selbstständiger BW):*** ▪ **(BW begibt sich selbstständig in sein Zimmer)** ▪ **(BW entscheidet selbst über Mittagsruhe)** ▪ **(BW kann sich selbstständig zu Bett/in den Sessel/auf das Sofa begeben)**	
					Behandlungspflege: VÜ, z. B.: Verbandswechsel, Kompressionsstrümpfe, Injektionen	
					Therapeutische Maßnahmen: VÜ, z. B.: Krankengymnastik, Logopädie, Ergotherapie	

Die 13 AEDL:
1: Kommunizieren können; **2**: Sich bewegen können; **3**: Vitale Funktionen aufrechterhalten; **4**: Sich pflegen können; **5**: Essen und Trinken können; **6**: Ausscheiden können; **7**: Sich kleiden können; **8**: Ruhen und schlafen können; **9**: Sich beschäftigen können; **10**: Sich als Mann oder Frau fühlen können; **11**: Für sichere Umgebung sorgen können; **12**: Soziale Bereiche des Lebens sichern können; **13**: Mit existenziellen Erfahrungen des Lebens umgehen können

Erklärungen der Kürzel bei den Maßnahmen: **VÜ** = volle Übernahme; **TÜ** = Teil-Übernahme; **A** = Anleiten; **B** = Beaufsichtigen; U = Unterstützen

Name:

Spätdienst						
Probleme	**Ziele**	AEDL	Std. Nr.	**Uhrzeit**	**Tagesstrukturierte Maßnahmen** *(Fähigkeiten/Ressourcen in Klammern und Fettdruck)*	Änderung ab:
Pflegediagnosen: Untergewicht Übergewicht ***Pflegeprobleme:*** Mangelernährung Fehlernährung Kann nur passierte Kost zu sich nehmen Sieht die Notwendigkeit einer Diät nicht ein Gesteigerter Appetit Hastige Nahrungsaufnahme Appetitlosigkeit Unangemessene Tischsitten	erhalten und fördern Hat ausgewogene Flüssigkeitsbilanz Hat ein angemessenes Körpergewicht/ Normalgewicht Nimmt in Gemeinschaft gesittet Mahlzeiten ein				***Nachmittagskaffee/Abendessen/Zwischenmahlzeiten (selbstständiger BW):*** ▪ **(BW nimmt selbst am Tisch in seinem Zimmer Platz)** ▪ **(BW geht selbstständig in den Speiseraum)** ▪ **(BW sucht sich Speisen und Getränke selbst aus)** ▪ **(BW kann Speisen und Getränke selbstständig mundgerecht vorbereiten)** ▪ **(BW kann selbstständig essen und trinken)** ▪ **(BW kann Mund/Hände/Bekleidung nach der Mahlzeit selbstständig reinigen)** ▪ PFK stellt Medikamente bereit ▪ **(BW nimmt Medikamente selbstständig und zuverlässig ein)**	
Pflegediagnosen: Eingeschränkte Beschäftigungsfähigkeit ***Pflegeprobleme:*** Teilnahmslosigkeit Antriebslosigkeit Apathie Fehlende Motivation Resignation	Beschäftigung Setzt eigene Fähigkeiten zur Gestaltung des Tagesablaufs ein Kann sich neue Interessen und Beschäftigungsmöglichkeiten erschließen				***Beschäftigung (selbstständiger BW):*** ▪ **(BW äußert seine Wünsche und setzt sie in die Tat um)** ▪ **(BW nimmt selbstständig Beschäftigungsangebote des Hauses wahr)** ▪ **(BW liest gern seine Tageszeitung)** ▪ **(BW sieht gern fern)** ▪ **(BW sucht von sich aus Kontakt zu seiner Umgebung)**	

Langeweile Schläfrigkeit Gefühl der Ohnmacht	Empfindet seinen Tagesablauf als sinnvoll und befriedigend				▪ **(BW verlässt selbstständig das Haus zu Besorgungen, Veranstaltungen, Spaziergängen, Treffen mit anderen Menschen usw.)**	
Pflegediagnose: Obstipation Diarrhoe Stuhlinkontinenz Harninkontinenz ***Pflegeprobleme***: Urininkontinenz Tröpfcheninkontinenz Stressinkontinenz Stuhlinkontinenz Harn- und Stuhlinkontinenz Dauerkatheter Colostoma Obstipation, Koprostase (Kotsteine) Häufiges Wasserlassen (Polyurie), häufiges nächtliches Wasserlassen (Nykturie) Imperativer Harn-/Stuhldrang (plötzlicher und fordernder Harn-/Stuhldrang)	Vorhandene Fähigkeiten sind erhalten und gefördert Intakte Haut Physiologische, schmerzfreie Harn- und Stuhlentleerung Nimmt genügend Flüssigkeit zu sich Nimmt genügend ballaststoffreiche Nahrung zu sich Vermeidet unverträgliche Nahrungsmittel Hat ausreichend Bewegung Hat feste Stuhlgang-gewohnheiten Infektionen sind vermieden Benötigt keine/geringe Dosen an Abführmitteln Vorhandene Fähigkeiten sind erhalten/gefördert Sicherheit in der Gemeinschaft/Selbstachtung ist erhalten				***Ausscheidung (selbstständiger BW)***: ▪ VÜ: für sicheres Sitzen sorgen, z. B. durch Halterungen, Sitzerhöhungen und Aufstehhilfen ▪ **(BW verspürt Harn- und Stuhldrang)** ▪ **(BW kann selbstständig auf Toilette gehen)** ▪ **(BW kann selbstständig Reinigung nach Toilettengang durchführen)**	

▶▶

Die 13 AEDL:
1: Kommunizieren können; **2:** Sich bewegen können; **3:** Vitale Funktionen aufrechterhalten; **4:** Sich pflegen können; **5:** Essen und Trinken können; **6:** Ausscheiden können; **7:** Sich kleiden können; **8:** Ruhen und schlafen können; **9:** Sich beschäftigen können; **10:** Sich als Mann oder Frau fühlen können; **11:** Für sichere Umgebung sorgen können; **12:** Soziale Bereiche des Lebens sichern können; **13:** Mit existenziellen Erfahrungen des Lebens umgehen können

Erklärungen der Kürzel bei den Maßnahmen: VÜ = volle Übernahme; **TÜ** = Teil-Übernahme; **A** = Anleiten; **B** = Beaufsichtigen; U = Unterstützen

Name:

Spätdienst

Probleme	Ziele	AEDL	Std. Nr.	Uhr-zeit	Tagesstrukturierte Maßnahmen *(Fähigkeiten/Ressourcen in Klammern und Fettdruck)*	Änderung ab:
Pflegediagnosen: Eingeschränkte Beweglichkeit Kraftlosigkeit Hautschädigung ***Pflegeprobleme:*** Hautzustand: Dünne Haut, trockene Haut, Pergamenthaut, Schuppenbildung, Schwitzt leicht Friert leicht	Intakte Haut/Schleimhaut Ist gepflegt und fühlt sich wohl Sieht die Notwendigkeit angemessener Bekleidung ein Bekleidungsmaterialen sind dem Hautzustand angemessen				***Abendtoilette (selbstständiger BW)*** ▪ **(BW kann sich selbstständig waschen)** ▪ **(BW kann sich selbstständig an- und auskleiden)** ▪ **(BW kann sich selbstständig mit Inkontinenzeinlage versorgen)** ▪ **(BW kann Mund- und Zahn(prothesen)pflege selbstständig durchführen)** ▪ **(BW kann kosmetische Maßnahmen selbstständig durchführen)**	
Pflegediagnosen: Eingeschränkte Beweglichkeit Kraftlosigkeit ***Pflegeprobleme:*** Bewegungen sind erschwert/unsicher/verlangsamt Kraftlosigkeit Sturzgefahr Gesteigerter Bewegungsdrang Bewegungsarmut/Bewegungsmangel Gleichgewichtsstörungen	Vorhandene Fähigkeit der Beweglichkeit ist erhalten und gefördert Geht sicher und angstfrei Hilfe/Hilfsmittel sind akzeptiert				***(selbstständiger BW):*** ▪ **(BW kann sein Bett selbstständig für die Nacht vorbereiten)** ▪ **(BW kann selbstständig für bereitstehende Getränke sorgen)** ▪ **(BW kann sich selbstständig von der Erreichbarkeit der Rufanlage überzeugen)** ▪ **(BW kann selbstständig ins Bad gehen)**	

Pflegeprobleme: Kann Zimmer/Einrichtung nicht selbstständig in Ordnung halten	Vorhandene Fähigkeiten erhalten und fördern Geordnetes, sicheres Wohnumfeld Fühlt sich wohl in der Umgebung				▪ Glocke in Griffweite platzieren ▪ Getränke bereitstellen ▪ trinken lassen ▪ Getränk eingeben ▪ Fixierungen anlegen und überprüfen, wo erforderlich, z. B.-Gurt, Bettgitter usw. ▪ Nachtmedikation verabreichen ▪ Zwischenmahlzeit verabreichen ▪ Urinbeutel kontrollieren und evtl. leeren ▪ Fernsehgerät ein- oder ausschalten, je nach Bedürfnis des BW ▪ Heizung hoch- oder runterdrehen, je nach Bedürfnis des BW ▪ Rollos runterdrehen ▪ Vorhänge vorziehen ▪ Nachtlicht einschalten ▪ Radio ein- oder ausschalten, je nach Bedürfnis des BW	

Die 13 AEDL:
1: Kommunizieren können; **2**: Sich bewegen können; **3**: Vitale Funktionen aufrechterhalten; **4**: Sich pflegen können; **5**: Essen und Trinken können;
6: Ausscheiden können; **7**: Sich kleiden können; **8**: Ruhen und schlafen können; **9**: Sich beschäftigen können; **10**: Sich als Mann oder Frau fühlen können;
11: Für sichere Umgebung sorgen können; **12**: Soziale Bereiche des Lebens sichern können; **13**: Mit existenziellen Erfahrungen des Lebens umgehen können

Erklärungen der Kürzel bei den Maßnahmen: VÜ = volle Übernahme; **TÜ** = Teil-Übernahme; **A** = Anleiten; **B** = Beaufsichtigen; U = Unterstützen

Name:

Nachtdienst

Probleme	**Ziele**	AEDL	Std. Nr.	**Uhrzeit**	**Tagesstrukturierte Maßnahmen** ***(Fähigkeiten/Ressourcen in Klammern und Fettdruck)***	Änderung ab:
Pflegediagnosen: Eingeschränkte Beweglichkeit Schlafstörungen Stuhlinkontinenz Harninkontinenz	Vorhandene Fähigkeiten sind erhalten und gefördert Intakte Haut Physiologische, schmerzfreie Harn- und Stuhlentleerung Nimmt genügend Flüssigkeit zu sich				***Kontrollgang:*** ▪ Medikamente eingeben ▪ trinken lassen ▪ Getränke bereitstellen ▪ Getränk eingeben ▪ Trinkmengenprotokoll führen ▪ Inkontinenzeinlage wechseln ▪ Inkontinenzeinlage wiegen ▪ Urinflasche anreichen/anlegen ▪ Bettschieber ▪ Intimpflege durchführen ▪ Wäsche wechseln ▪ Fixierung kontrollieren ▪ kontrollieren, ob Glocke in Griffweite ▪ lagern ▪ Lagerungsprotokoll führen ▪ zur Toilette führen ▪ Sondenernährung anhängen ▪ Urinbeutel kontrollieren und bei Bedarf Leeren	

Die 13 AEDL:
1: Kommunizieren können; **2**: Sich bewegen können; **3**: Vitale Funktionen aufrechterhalten; **4**: Sich pflegen können; **5**: Essen und Trinken können; **6**: Ausscheiden können; **7**: Sich kleiden können; **8**: Ruhen und schlafen können; **9**: Sich beschäftigen können; **10**: Sich als Mann oder Frau fühlen können; **11**: Für sichere Umgebung sorgen können; **12**: Soziale Bereiche des Lebens sichern können; **13**: Mit existenziellen Erfahrungen des Lebens umgehen können

Erklärungen der Kürzel bei den Maßnahmen: **VÜ** = volle Übernahme; **TÜ** = Teil-Übernahme; **A** = Anleiten; **B** = Beaufsichtigen; U = Unterstützen

4.2 Der teilabhängige Bewohner

Auf den kommenden Seiten folgen nun Beispiele für Formulierungen der tagesstrukturierten Pflegeplanung für einen teilabhängigen Bewohner. Dargestellt sind Früh-, Spät- und Nachtdienst.

Name:

Frühdienst

Probleme	Ziele	AEDL	Std. Nr.	Uhrzeit	Tagesstrukturierte Maßnahmen *(Fähigkeiten/Ressourcen in Klammern und Fettdruck)*	Änderung ab:
Pflegediagnosen: Orientierungsstörung ***Pflegeprobleme:*** BW ist (teilweise) desorientiert, z. B. zeitlich, örtlich, situativ, zur Person	Restliches Orientierungsvermögen ist erhalten und gefördert Sicheres Umfeld BW hat seinen Tag strukturiert BW findet sich in seiner Umgebung zurecht				***Begrüßung:*** ▪ Orientierungshilfen geben: Wochentag, Datum, Uhrzeit, evtl. Feiertag, Beginn einer Jahreszeit usw. ▪ Situation erklären, falls BW situativ desorientiert ist	
Pflegediagnosen: Eingeschränkte Beweglichkeit Kraftlosigkeit ***Pflegeprobleme:*** Bewegungen sind erschwert/unsicher/verlangsamt Kraftlosigkeit Sturzgefahr Kann nicht allein/überhaupt nicht gehen, stehen, sitzen, Treppen steigen Kann nicht/nicht allein aufstehen und zu Bett gehen	Vorhandene Fähigkeit der Beweglichkeit ist erhalten und gefördert Geht sicher und angstfrei Sitzt/steht/geht mit Hilfe Liegt bequem, hat keinen Dekubitus, Kontrakturen, Thrombose, Pneumonie usw. Hilfe/Hilfsmittel sind akzeptiert Führt Transfers mit Hilfe bzw. mit Hilfsmitteln selbstständig durch				***Mobilisation aus dem Bett (TÜ-abhängiger BW):*** ▪ A/B/U oder TÜ: zum Sitzen am Bettrand verhelfen – **(BW kann mithelfen)** ▪ A/B/U oder VÜ: Hausschuhe anziehen ▪ A/B/U oder VÜ: Mobilisations-Hilfsmittel (Gehstock, Rollator, Rollstuhl) bereitstellen ▪ A/B/U oder TÜ: Begleitung ins Bad – **(BW kann in Begleitung laufen)** – **(BW kann mit Unterstützung laufen)** – **(BW kann mit Mobilisations-Hilfsmittel laufen)**	

Bettlägerigkeit: kann Lage im Bett nicht/nur teilweise selbstständig verändern Eingeschränkte Gelenkbeweglichkeit/Kontrakturen Gesteigerter Bewegungsdrang Bewegungsarmut/Bewegungsmangel Koordinationsstörungen Gleichgewichtsstörungen Muskuläre Schwäche Schmerzen bei Bewegungen	Kann angestrebte Örtlichkeiten (z. B. Toilette, Veranstaltungen, Speiseraum) mit Hilfe bzw. mit Hilfsmitteln/selbstständig aufsuchen Schmerzen sind gelindert bzw. Schmerzfreiheit					
Pflegediagnosen: Obstipation Diarrhoe Stuhlinkontinenz Harninkontinenz Selbstversorgungsdefizit bei der Ausscheidung ***Pflegeprobleme:*** Urininkontinenz Tröpfcheninkontinenz Stressinkontinenz Stuhlinkontinenz Harn- und Stuhlinkontinenz	Vorhandene Fähigkeiten sind erhalten und gefördert Intakte Haut Physiologische, schmerzfreie Harn- und Stuhlentleerung Nimmt genügend Flüssigkeit zu sich Nimmt genügend ballaststoffreiche Nahrung zu sich Vermeidet unverträgliche Nahrungsmittel Hat ausreichend Bewegung				***Ausscheidung (TÜ-abhängiger BW):*** ▪ A/B/U oder TÜ: zum Sitzen auf Toilette verhelfen ▪ VÜ: für sicheres Sitzen sorgen, z. B. durch Anwesenheit der Pflegekraft, Halterungen, Sitzerhöhungen und Aufstehhilfen – **(BW kann selbstständig sitzen bleiben)** – **(BW meldet sich nach Miktion = Wasserlassen/Defäkation = Stuhlgang)** ▪ A/B/U oder TÜ: Reinigung des Intim- und Analbereichs nach Miktion/Defäkation ▪ A/B/U oder TÜ: von der Toilette aufhelfen zur bereitgestellten Mobilitätshilfe ▪ VÜ: Urinbeutel entleeren ▪ VÜ: bei Bedarf Urinbeutel wechseln ▪ VÜ: bei Bedarf Urinmenge protokollieren	

▶▶

Die 13 AEDL:
1: Kommunizieren können; **2**: Sich bewegen können; **3**: Vitale Funktionen aufrechterhalten; **4**: Sich pflegen können; **5**: Essen und Trinken können;
6: Ausscheiden können; **7**: Sich kleiden können; **8**: Ruhen und schlafen können; **9**: Sich beschäftigen können; **10**: Sich als Mann oder Frau fühlen können;
11: Für sichere Umgebung sorgen können; **12**: Soziale Bereiche des Lebens sichern können; **13**: Mit existenziellen Erfahrungen des Lebens umgehen können

Erklärungen der Kürzel bei den Maßnahmen: VÜ = volle Übernahme; **TÜ** = Teil-Übernahme; **A** = Anleiten; **B** = Beaufsichtigen; U = Unterstützen

Name:

Frühdienst

Probleme	**Ziele**	AEDL	Std. Nr.	**Uhr-zeit**	**Tagesstrukturierte Maßnahmen** ***(Fähigkeiten/Ressourcen in Klammern und Fettdruck)***	Änderung ab:
Dauerkatheter Colostoma Nierenfistel Obstipation, Koprostase (Kotsteine) Schmerzen bei der Urin-/Stuhl-ausscheidung Häufiges Wasserlassen (Polyurie), häufiges nächtliches Wasserlassen (Nykturie) Imperativer Harn-/Stuhldrang (plötzlicher und fordernder Harn-/Stuhldrang) Toilette kann nicht selbstständig erreicht werden Unverträglichkeit der eingesetzte Hilfsmittel (z. B. Hautirritationen) Mangelnde Akzeptanz der eingesetzten Hilfsmittel	Hat feste Stuhlgang-gewohnheiten Dauerkatheter ist entfernt Infektionen sind vermieden Benötigt keine/geringe Dosen an Abführmitteln Vorhandene Fähigkeiten sind erhalten/gefördert Sicherheit in der Gemeinschaft/Selbst-achtung ist erhalten Akzeptiert Pflege-maßnahmen					

Pflegediagnosen: Eingeschränkte Beweglichkeit Kraftlosigkeit Hautschädigung Selbstversorgungsdefizit bei der Haut- und Körperpflege Selbstversorgungsdefizit beim An- und Auskleiden ***Pflegeprobleme:*** Legt Wert auf Pflegehilfe durch gleichgeschlechtliche Person Kann Grundpflege überhaupt nicht durchführen Kann Körperwäsche nicht allein durchführen Kann Mund-/Zahn(prothesen)pflege nicht allein durchführen Kann Haarpflege nicht allein durchführen Kann Finger-/Zehennagelpflege nicht allein durchführen Kann sich nicht allein duschen/baden Hautzustand: Dünne Haut, trockene Haut, Pergamenthaut, Schuppenbildung, ▶▶	Schamgefühle sind beachtet Intakte Haut/Schleimhaut Ist gepflegt und fühlt sich wohl Sieht die Notwendigkeit der (vermehrten) Körperpflege ein Hat intakte Mundhöhle Hat saubere, intakte Prothese Hat gepflegte Fuß- und Fingernägel Trägt angemessene und gepflegte Kleidung Sieht die Notwendigkeit angemessener Bekleidung ein Kann mit Hilfsmitteln (z. B. Knöpfen) umgehen Kann sich mit Unterstützung selbst kleiden Bekleidungsmaterialen sind dem Hautzustand angemessen Ist gepflegt und hat ein würdiges Aussehen				***Morgentoilette (TÜ-abhängiger BW):*** ▪ A/B/U oder TÜ: BW vor das Waschbecken verhelfen ▪ A/B/U oder TÜ: Oberkörper entkleiden – **(BW kann (teilweise) mithelfen, z. B. durch Heben der Arme oder zuknöpfen der Bluse/Hemd)** ▪ A/B/U oder TÜ: Wäsche von Händen, Armen, Gesicht, vorderem Oberkörper – **(BW kann Hände, Arme, Gesicht, vorderen Oberkörper (teilweise) selbst waschen)** ▪ A/B/U oder TÜ: Oberkörper mit Körperlotion oder Produkt nach Wunsch eincremen, oder nach ärztlicher Anordnung ▪ A/B/U oder TÜ: Oberkörper ankleiden – **(BW kann mithelfen, z. B. durch Heben der Arme)** – **(BW kann seine Bekleidung selbst aussuchen)** ▪ A/B/U oder TÜ: Unterkörper entkleiden – **(BW kann sich am Waschbeckenrand festhalten und stehen)** – **(BW kann mithelfen, z. B. durch Herunterziehen der Unterwäsche)** ▪ A/B/U oder TÜ: Wäsche von Beinen, Füßen, Intimbereich, Gesäß – **(BW kann sich am Waschbeckenrand festhalten und stehen)** – **(BW kann Intimbereich, Gesäß (teilweise) selbst waschen)** ▪ A/B/U oder TÜ: Unterkörper mit Körperlotion oder Produkt nach Wunsch eincremen, oder nach ärztlicher Anordnung ▪ A/B/U oder TÜ: Unterkörper ankleiden – **(BW kann (teilweise) mithelfen, z. B. durch Hochziehen der Unterwäsche)** – **(BW kann seine Bekleidung selbst aussuchen)** ▪ A/B/U oder TÜ: Versorgung mit Inkontinenzeinlage/-slip – **(BW kann mithelfen, z. B. indem er die Inkontinenzeinlage nach Anreichen selbst einlegt)**	

Die 13 AEDL:
1: Kommunizieren können; **2:** Sich bewegen können; **3:** Vitale Funktionen aufrechterhalten; **4:** Sich pflegen können; **5:** Essen und Trinken können;
6: Ausscheiden können; **7:** Sich kleiden können; **8:** Ruhen und schlafen können; **9:** Sich beschäftigen können; **10:** Sich als Mann oder Frau fühlen können;
11: Für sichere Umgebung sorgen können; **12:** Soziale Bereiche des Lebens sichern können; **13:** Mit existenziellen Erfahrungen des Lebens umgehen können

Erklärungen der Kürzel bei den Maßnahmen: VÜ = volle Übernahme; **TÜ** = Teil-Übernahme; **A** = Anleiten; **B** = Beaufsichtigen; U = Unterstützen

Name:

Frühdienst						
Probleme	**Ziele**	AEDL	Std. Nr.	**Uhrzeit**	**Tagesstrukturierte Maßnahmen** ***(Fähigkeiten/Ressourcen in Klammern und Fettdruck)***	Änderung ab:
Blasenbildung, Juckreiz, Dekubitus usw. Schwitzt leicht Friert leicht Unverträglichkeitserscheinungen (z. B. auf Pflegemittel) Kann sich nicht allein an- und ausziehen (z. B. aufgrund von Kontrakturen, Lähmung, Desorientiertheit, Blindheit, schlechter Allgemeinzustand) Notwendigkeit der Körperpflege wird nicht eingesehen Notwendigkeit des Wäschewechsels wird nicht eingesehen					***Mundpflege/Prothesenpflege:*** ▪ A/B/U oder TÜ: Richten der Mundpflege Utensilien ▪ A/B/U oder TÜ: Mund- und Zahn(prothesen)pflege – **(BW kann mithelfen, z. B. Zahnprothesen selbst reinigen/einsetzen usw.)** ▪ A/B/U oder TÜ: Haare kämmen (evtl. Zöpfe flechten) – **(BW kann mithelfen beim Kämmen der Haare)** ▪ A/B/U oder TÜ: Bartrasur – **(BW kann mithelfen, z. B. durch Auftragen des Rasierschaums)** ▪ A/B/U oder TÜ: Kosmetische Maßnahmen, z. B. Rasierwasser, Parfüms, Gesichtscremes usw. – **(BW kann mithelfen, z. B. durch selbstbestimmte Auswahl der anzuwendenden Produkte**	

Pflegeprobleme: Kann Zimmer/Einrichtung nicht selbstständig in Ordnung halten	Vorhandene Fähigkeiten erhalten und fördern Geordnetes, sicheres Wohnumfeld Fühlt sich wohl in der Umgebung				***Hauswirtschaftliche Maßnahmen (im Umfang je nach Abhängigkeitsstufe):*** ▪ Zimmer lüften ▪ Jalousien hochziehen/hochkurbeln ▪ Vorhänge öffnen ▪ Bett machen ▪ bei Bed. Bett beziehen ▪ Müllbeutel wechseln ▪ Handtücher und Waschlappen wechseln ▪ Flächen-/Wischdesinfektion nach Desinfektionsplan	
Pflegediagnosen: Untergewicht Übergewicht Irritationen der Mundschleimhaut Flüssigkeitsmangel Flüssigkeitsansammlung im Gewebe Selbstversorgungsdefizit bei der Ernährung Schluckstörung Aspirationsgefahr ***Pflegeprobleme:*** Mangelernährung Fehlernährung Kann nicht allein essen/trinken Kann Nahrung/Flüssigkeit nicht oral aufnehmen	Vorhandene Fähigkeiten erhalten und fördern Hat ausgewogene Flüssigkeitsbilanz Hat ein angemessenes Körpergewicht/Normalgewicht Isst und trinkt selbstständig Folgeschäden sind vermieden Hat eine gut sitzende Zahnprothese Hat Appetit Fähigkeit zur physiologischen Nahrungsaufnahme ist erhalten/wird gefördert Nimmt in Gemeinschaft gesittet Mahlzeiten ein				***Frühstück/Mittagessen/Zwischenmahlzeiten (TÜ-abhängiger BW):*** ▪ A/B/U oder TÜ: BW an den Tisch in seinem Zimmer begleiten ▪ A/B/U oder TÜ: BW zum Sitzen verhelfen ▪ A/B/U oder TÜ: BW in den Speiseraum begleiten – **(BW kann in Begleitung selbstständig laufen)** ▪ BW nach Wünschen bzgl. Essen und Trinken fragen – **(BW kann seine Wünsche äußern)** ▪ VÜ: Servieren der ausgewählten Speisen und Getränke am Platz des BW ▪ A/B/U oder TÜ: mundgerechtes Anrichten von Essen und Getränken – **(BW kann mithelfen, z. B. aufgeschnittenes Brötchen selbst bestreichen, z. B. Zucker selbst in den Kaffee rühren)** – **(BW kann selbstständig essen und trinken)** ▪ A/B/U oder TÜ: bei Bed. Nahrung anreichen ▪ bei Bed. VÜ: eingenommene Nahrungsmenge dokumentieren	

▶▶

Die 13 AEDL:
1: Kommunizieren können; **2:** Sich bewegen können; **3:** Vitale Funktionen aufrechterhalten; **4:** Sich pflegen können; **5:** Essen und Trinken können;
6: Ausscheiden können; **7:** Sich kleiden können; **8:** Ruhen und schlafen können; **9:** Sich beschäftigen können; **10:** Sich als Mann oder Frau fühlen können;
11: Für sichere Umgebung sorgen können; **12:** Soziale Bereiche des Lebens sichern können; **13:** Mit existenziellen Erfahrungen des Lebens umgehen können

Erklärungen der Kürzel bei den Maßnahmen: VÜ = volle Übernahme; **TÜ** = Teil-Übernahme; **A** = Anleiten; **B** = Beaufsichtigen; U = Unterstützen

Name:

Frühdienst

Probleme	**Ziele**	AEDL	Std. Nr.	**Uhr-zeit**	**Tagesstrukturierte Maßnahmen** ***(Fähigkeiten/Ressourcen in Klammern und Fettdruck)***	Änderung ab:
Kann nur passierte Kost zu sich nehmen Kann nur angedickte Kost zu sich nehmen Sieht die Notwendigkeit von Essen/Trinken nicht ein Sieht die Notwendigkeit einer Diät nicht ein Sieht die Notwendigkeit einer Nahrungs-/Trink-mengenbegrenzung nicht ein Gesteigerter Appetit Hastige Nahrungs-aufnahme Appetitlosigkeit Nahrungsverweigerung Unangemessene Tischsitten					▪ A/B/U oder TÜ: auf ausgewogene Flüssigkeitsaufnahme achten – **(BW trinkt selbstständig, wenn er daran erinnert wird)** ▪ VÜ: Flüssigkeitsprotokoll führen ▪ A/B/U oder TÜ: Reinigung von Mund/Händen/Bekleidung nach der Mahlzeit – **(BW kann mithelfen, z. B. indem er die Hände selbst reinigen kann)** ▪ PFK stellt Medikamente bereit ▪ A/B/U oder TÜ: Medikamente einnahmegerecht darbieten ▪ VÜ: Aufsicht über die Medikamenteneinnahme ▪ VÜ: Reichen der Zwischenmahlzeiten ***Ernährung über PEG:*** ▪ VÜ: Anhängen der Sondennahrung/Flüssigkeit nach Ernährungsplan ▪ VÜ: Führen des Ernährungs-/Flüssigkeitsprotokoll ▪ VÜ: Nach Abschluss der Ernährung Spülen des PEG-Schlauchs, z. B. mit Tee oder Wasser	
Pflegediagnosen: Eingeschränkte Beschäftigungsfähigkeit Gefühl der Machtlosigkeit aufgrund von Selbst-versorgungsdefiziten	Äußert Gefühle, Wünsche, Entscheidungen Hat Freude an Beschäftigung Kann sich selbst beschäftigen				***Beschäftigung (TÜ-abhängiger BW):*** ▪ VÜ: BW nach seinen Beschäftigungswünschen fragen – **(BW kann sich zu seinen Wünschen und Bedürfnissen äußern)** – **(BW nimmt gern an Veranstaltungen teil, z. B. Gottesdienst, Kinonachmittag, Ausflug usw.)** – **(BW bekommt regelmäßig Besuch von Angehörigen, Bekannten, Besuchsdiensten usw.)**	

Pflegeprobleme: Teilnahmslosigkeit Antriebslosigkeit Apathie Fehlende Motivation Resignation Langeweile Schläfrigkeit Gefühl der Ohnmacht Aggressivität (auch Autoaggression)	Nimmt Beschäftigungsangebote gerne an Sucht und pflegt Kontakte zu Mitmenschen Setzt eigene Fähigkeiten zur Gestaltung des Tagesablaufs ein Kann sich neue Interessen und Beschäftigungsmöglichkeiten erschließen Ist aus eigenem Antrieb kreativ Empfindet seinen Tagesablauf als sinnvoll und befriedigend				▪ VÜ: Tageszeitung, Zeitschrift usw. bereitstellen ▪ VÜ: gewünschtes Fernsehprogramm einstellen ▪ TÜ: BW zu Beschäftigungsangeboten des Hauses begleiten/abholen)	
Pflegediagnosen: Schlafstörungen Gesteigerte Müdigkeit ***Pflegeprobleme:*** Ist erschöpft und müde	Fühlt sich wohl und ausgeruht				***Mittagsruhe (TÜ-abhängiger BW):*** ▪ TÜ: Begleitung vom Speiseraum ins Zimmer ▪ TÜ: Begleitung vom Zimmertisch zum Schlafplatz – **(BW kann in Begleitung ins Zimmer gehen)** ▪ TÜ: BW aufs Bett; Sofa oder Sessel legen – **(BW kann mithelfen z.B. Hochrutschen im Bett)** ▪ TÜ: BW zudecken je nach Wunsch – **(BW kann seine Wünsche und Bedürfnisse äußern)**	
					Behandlungspflege: ▪ VÜ, z. B.: Verbandswechsel, Kompressionsstrümpfe, Injektionen	
					Therapeutische Maßnahmen: ▪ VÜ, z. B.: Krankengymnastik, Logopädie, Ergotherapie	

Die 13 AEDL:
1: Kommunizieren können; **2**: Sich bewegen können; **3**: Vitale Funktionen aufrechterhalten; **4**: Sich pflegen können; **5**: Essen und Trinken können;
6: Ausscheiden können; **7**: Sich kleiden können; **8**: Ruhen und schlafen können; **9**: Sich beschäftigen können; **10**: Sich als Mann oder Frau fühlen können;
11: Für sichere Umgebung sorgen können; **12**: Soziale Bereiche des Lebens sichern können; **13**: Mit existenziellen Erfahrungen des Lebens umgehen können

Erklärungen der Kürzel bei den Maßnahmen: VÜ = volle Übernahme; **TÜ** = Teil-Übernahme; **A** = Anleiten; **B** = Beaufsichtigen; U = Unterstützen

Name:

Spätdienst

Probleme	**Ziele**	AEDL	Std. Nr.	**Uhr-zeit**	**Tagesstrukturierte Maßnahmen** ***(Fähigkeiten/Ressourcen in Klammern und Fettdruck)***	Änderung ab:
Pflegediagnosen: Untergewicht Übergewicht Irritationen der Mundschleimhaut Flüssigkeitsmangel Flüssigkeitsansammlung im Gewebe Selbstversorgungsdefizit bei der Ernährung Schluckstörung Aspirationsgefahr ***Pflegeprobleme:*** Mangelernährung Fehlernährung Kann nicht allein essen/ trinken Kann Nahrung/Flüssigkeit nicht oral aufnehmen Kann nur passierte Kost zu sich nehmen Kann nur angedickte Kost zu sich nehmen Sieht die Notwendigkeit von Essen/Trinken nicht ein Sieht die Notwendigkeit einer Diät nicht ein	Vorhandene Fähigkeiten erhalten und fördern Hat ausgewogene Flüssigkeitsbilanz Hat ein angemessenes Körpergewicht/ Normalgewicht Isst und trinkt selbstständig Folgeschäden sind vermieden Hat eine gut sitzende Zahnprothese Hat Appetit Fähigkeit zur physiologischen Nahrungsaufnahme ist erhalten/ wird gefördert Nimmt in Gemeinschaft gesittet Mahlzeiten ein				***Nachmittagskaffee/Abendessen/Zwischenmahlzeiten (TÜ-abhängiger BW):*** ▪ A/B/U oder TÜ: BW an den Tisch in seinem Zimmer begleiten ▪ A/B/U oder TÜ: BW zum Sitzen verhelfen ▪ A/B/U oder TÜ: BW in den Speiseraum begleiten – **(BW kann in Begleitung selbstständig laufen)** ▪ BW nach Wünschen bzgl. Essen und Trinken fragen – **(BW kann seine Wünsche äußern)** ▪ VÜ: Servieren der ausgewählten Speisen und Getränke am Platz des BW ▪ A/B/U oder TÜ: mundgerechtes Anrichten von Essen und Getränken – **(BW kann mithelfen, z. B. aufgeschnittenes Brötchen selbst bestreichen, z. B. Zucker selbst in den Kaffee rühren)** – **(BW kann selbstständig essen und trinken)** ▪ A/B/U oder TÜ: bei Bed. Nahrung anreichen ▪ bei Bed.: VÜ: eingenommene Nahrungsmenge dokumentieren ▪ A/B/U oder TÜ: auf ausgewogene Flüssigkeitsaufnahme achten – **(BW trinkt selbstständig, wenn er daran erinnert wird)** ▪ VÜ: Flüssigkeitsprotokoll führen ▪ A/B/U oder TÜ: Reinigung von Mund/Händen/Bekleidung nach der Mahlzeit – **(BW kann mithelfen, z. B. indem er die Hände selbst reinigen kann)**	

Sieht die Notwendigkeit einer Nahrungsmengenbegrenzung/Trinkmengenbegrenzung nicht ein Gesteigerter Appetit Hastige Nahrungsaufnahme Appetitlosigkeit Nahrungsverweigerung Unangemessene Tischsitten					▪ PFK stellt Medikamente bereit ▪ A/B/U oder TÜ: Medikamente einnahmegerecht darbieten ▪ VÜ: Aufsicht über die Medikamenteneinnahme ***Ernährung über PEG:*** ▪ VÜ: Anhängen der Sondennahrung/Flüssigkeit nach Ernährungsplan ▪ VÜ: Führen des Ernährungs-/Flüssigkeitsprotokoll ▪ VÜ: Nach Abschluss der Ernährung Spülen des PEG-Schlauchs, z. B. mit Tee oder Wasser	
Pflegediagnosen: Eingeschränkte Beschäftigungsfähigkeit Gefühl der Machtlosigkeit aufgrund von Selbstversorgungsdefiziten ***Pflegeprobleme:*** Teilnahmslosigkeit Antriebslosigkeit Apathie Fehlende Motivation Resignation Langeweile Schläfrigkeit Gefühl der Ohnmacht Aggressivität (auch Autoaggression)	Äußert Gefühle, Wünsche, Entscheidungen Hat Freude an Beschäftigung Kann sich selbst beschäftigen Nimmt Beschäftigungsangebote gerne an Sucht und pflegt Kontakte zu Mitmenschen Setzt eigene Fähigkeiten zur Gestaltung des Tagesablaufs ein Kann sich neue Interessen und Beschäftig ungsmöglichkeiten erschließen Ist aus eigenem Antrieb kreativ Empfindet seinen Tagesablauf als sinnvoll und befriedigend				***Beschäftigung (TÜ-abhängiger BW):*** ▪ VÜ: BW nach seinen Beschäftigungswünschen fragen – **(BW kann sich zu seinen Wünschen und Bedürfnissen äußern)** – **(BW nimmt gern an Veranstaltungen teil, z. B. Gottesdienst, Kinonachmittag, Ausflug usw.)** – **(BW bekommt regelmäßig Besuch von Angehörigen, Bekannten, Besuchsdiensten usw.)** ▪ VÜ: Tageszeitung, Zeitschrift usw. bereitstellen ▪ VÜ: gewünschtes Fernsehprogramm einstellen ▪ TÜ: BW zu Beschäftigungsangeboten des Hauses begleiten/abholen)	

▶▶

Die 13 AEDL:
1: Kommunizieren können; **2**: Sich bewegen können; **3**: Vitale Funktionen aufrechterhalten; **4**: Sich pflegen können; **5**: Essen und Trinken können;
6: Ausscheiden können; **7**: Sich kleiden können; **8**: Ruhen und schlafen können; **9**: Sich beschäftigen können; **10**: Sich als Mann oder Frau fühlen können;
11: Für sichere Umgebung sorgen können; **12**: Soziale Bereiche des Lebens sichern können; **13**: Mit existenziellen Erfahrungen des Lebens umgehen können

Erklärungen der Kürzel bei den Maßnahmen: VÜ = volle Übernahme; **TÜ** = Teil-Übernahme; **A** = Anleiten; **B** = Beaufsichtigen; U = Unterstützen

Name:

Spätdienst						
Probleme	**Ziele**	AEDL	Std. Nr.	**Uhr-zeit**	**Tagesstrukturierte Maßnahmen** ***(Fähigkeiten/Ressourcen in Klammern und Fettdruck)***	Änderung ab:
***Pflegediagnose*:** Obstipation Diarrhoe Stuhlinkontinenz Harninkontinenz Selbstversorgungsdefizit bei der Ausscheidung ***Pflegeprobleme*:** Urininkontinenz Tröpfcheninkontinenz Stressinkontinenz Stuhlinkontinenz Harn- und Stuhl-inkontinenz Dauerkatheter Colostoma Nierenfistel Obstipation, Koprostase (Kotsteine) Schmerzen bei der Urin-/Stuhlausscheidung Häufiges Wasserlassen (Polyurie), häufiges nächtliches Wasserlassen (Nykturie)	Vorhandene Fähigkeiten sind erhalten und gefördert Intakte Haut Physiologische, schmerzfreie Harn- und Stuhlentleerung Nimmt genügend Flüssigkeit zu sich Nimmt genügend ballaststoffreiche Nahrung zu sich Vermeidet unverträgliche Nahrungsmittel Hat ausreichend Bewegung Hat feste Stuhlgang-gewohnheiten Dauerkatheter ist entfernt Infektionen sind vermieden Benötigt keine/geringe Dosen an Abführmitteln Vorhandene Fähigkeiten sind erhalten/gefördert Sicherheit in der Gemeinschaft/Selbst-achtung ist erhalten				***Ausscheidung (TÜ-abhängiger BW):*** ▪ A/B/U oder TÜ: zum Sitzen auf Toilette verhelfen ▪ VÜ: für sicheres Sitzen sorgen, z. B. durch Anwesenheit der Pflegekraft, Halterungen, Sitzerhöhungen und Aufsteh-hilfen – **(BW kann selbstständig sitzen bleiben)** – **(BW meldet sich nach Miktion = Wasserlassen/ Defäkation = Stuhlgang)** ▪ A/B/U oder TÜ: Reinigung des Intim- und Analbereichs nach Miktion/Defäkation ▪ A/B/U oder TÜ: von der Toilette aufhelfen zur bereit-gestellten Mobilitätshilfe ▪ VÜ: Urinbeutel entleeren ▪ VÜ: bei Bedarf Urinbeutel wechseln ▪ VÜ: bei Bedarf Urinmenge protokollieren	

Imperativer Harn-/Stuhldrang (plötzlicher und fordernder Harn-/Stuhldrang) Toilette kann nicht selbstständig erreicht werden Unverträglichkeit der eingesetzten Hilfsmittel (z. B. Hautirritationen) Mangelnde Akzeptanz der eingesetzten Hilfsmittel	Akzeptiert Pflegemaßnahmen					
Pflegediagnosen: Eingeschränkte Beweglichkeit Kraftlosigkeit Hautschädigung Selbstversorgungsdefizit bei der Haut- und Körperpflege Selbstversorgungsdefizit beim An- und Auskleiden ***Pflegeprobleme:*** Legt Wert auf Pflegehilfe durch gleichgeschlechtliche Person Kann Grundpflege überhaupt nicht durchführen Kann Körperwäsche nicht allein durchführen Kann Mund-/Zahn(prothesen)pflege nicht allein durchführen	Vorhandene Schamgefühle sind beachtet Intakte Haut/Schleimhaut Ist gepflegt und fühlt sich wohl Sieht die Notwendigkeit der (vermehrten) Körperpflege ein Hat intakte Mundhöhle Hat saubere, intakte Prothese Hat gepflegte Fuß- und Fingernägel Trägt angemessene und gepflegte Kleidung Sieht die Notwendigkeit angemessener Bekleidung ein Kann mit Hilfsmitteln (z. B. Knöpfen) umgehen				***Abendtoilette (TÜ-abhängiger BW):*** ▪ A/B/U oder TÜ: BW vor das Waschbecken verhelfen ▪ A/B/U oder TÜ: Oberkörper entkleiden – **(BW kann (teilweise) mithelfen, z. B. durch Heben der Arme oder zuknöpfen der Bluse/Hemd)** ▪ A/B/U oder TÜ: Wäsche von Händen, Gesicht – **(BW kann Hände, Gesicht (teilweise) selbst waschen)** ▪ A/B/U oder TÜ: mit Körperlotion oder Produkt nach Wunsch eincremen, oder nach ärztlicher Anordnung ▪ A/B/U oder TÜ: Oberkörper ankleiden – **(BW kann mithelfen, z. B. durch Heben der Arme)** ▪ A/B/U oder TÜ: Unterkörper entkleiden – **(BW kann sich am Waschbeckenrand festhalten und stehen)** – **(BW kann mithelfen, z. B. durch Herunterziehen der Unterwäsche)** ▪ A/B/U oder TÜ: Wäsche von, Intimbereich, Gesäß – **(BW kann sich am Waschbeckenrand festhalten und stehen)** – **(BW kann Intimbereich, Gesäß (teilweise) selbst waschen)**	

▶▶

Die 13 AEDL:
1: Kommunizieren können; **2**: Sich bewegen können; **3**: Vitale Funktionen aufrechterhalten; **4**: Sich pflegen können; **5**: Essen und Trinken können;
6: Ausscheiden können; **7**: Sich kleiden können; **8**: Ruhen und schlafen können; **9**: Sich beschäftigen können; **10**: Sich als Mann oder Frau fühlen können;
11: Für sichere Umgebung sorgen können; **12**: Soziale Bereiche des Lebens sichern können; **13**: Mit existenziellen Erfahrungen des Lebens umgehen können

Erklärungen der Kürzel bei den Maßnahmen: VÜ = volle Übernahme; **TÜ** = Teil-Übernahme; **A** = Anleiten; **B** = Beaufsichtigen; U = Unterstützen

Name:

Spätdienst

Probleme	**Ziele**	AEDL	Std. Nr.	**Uhr-zeit**	**Tagesstrukturierte Maßnahmen** ***(Fähigkeiten/Ressourcen in Klammern und Fettdruck)***	Änderung ab:
Kann Haarpflege nicht allein durchführen Kann Finger-/Zehen-nagelpflege nicht allein durchführen Kann sich nicht allein duschen/baden Hautzustand: Dünne Haut, trockene Haut, Pergamenthaut, Schuppenbildung, Blasenbildung, Juckreiz, Dekubitus usw. Schwitzt leicht Friert leicht Unverträglichkeits-erscheinungen Kann sich nicht alleine an- und ausziehen (z. B. aufgrund von Kontrakturen, Lähmung, Desorientiertheit, Blindheit, schlechter Allgemeinzustand) Notwendigkeit der Körperpflege wird nicht eingesehen Notwendigkeit des Wäschewechsels wird nicht eingesehen	Kann sich mit Unterstützung selbst kleiden Bekleidungsmaterialen sind dem Hautzustand angemessen Ist gepflegt und hat ein würdiges Aussehen				▪ A/B/U oder TÜ: Unterkörper nach Wunsch eincremen, oder nach ärztlicher Anordnung ▪ A/B/U oder TÜ: Unterkörper ankleiden – **(BW kann (teilweise) mithelfen, z. B. beim Anziehen der Nachtbekleidung)** ▪ A/B/U oder TÜ: Versorgung mit Inkontinenzeinlage/-slip – **(BW kann mithelfen, z. B. indem er die Inkontinenzeinlage nach Anreichen selbst einlegt)** ▪ A/B/U oder TÜ: Kosmetische Maßnahmen, z. B. Nacht-Gesichtscremes usw. – **(BW kann mithelfen, z. B. durch selbstbestimmte Auswahl der anzuwendenden Produkte)** ***Mundpflege/Prothesenpflege:*** ▪ A/B/U oder TÜ: Richten der Mundpflege Utensilien ▪ A/B/U oder TÜ: Mund- und Zahn(prothesen)pflege – **(BW kann mithelfen, z. B. Zahnprothesen selbst reinigen/einsetzen usw.)**	

Pflegediagnosen: Eingeschränkte Beweglichkeit Kraftlosigkeit ***Pflegeprobleme:*** Bewegungen sind erschwert/unsicher/verlangsamt Kraftlosigkeit Sturzgefahr Kann nicht allein/überhaupt nicht gehen, stehen, sitzen, Treppen steigen Kann nicht/nicht allein aufstehen und zu Bett gehen Bettlägerigkeit: kann Lage im Bett nicht/nur teilweise selbstständig verändern Eingeschränkte Gelenkbeweglichkeit/Kontrakturen Gesteigerter Bewegungsdrang Bewegungsarmut/Bewegungsmangel Koordinationsstörungen Gleichgewichtsstörungen Muskuläre Schwäche Schmerzen bei Bewegungen	Vorhandene Fähigkeit der Beweglichkeit ist erhalten und gefördert Geht sicher und angstfrei Sitzt/steht/geht mit Hilfe Liegt bequem, hat keinen Dekubitus, Kontrakturen, Thrombose, Pneumonie usw. Hilfe/Hilfsmittel sind akzeptiert Führt Transfers mit Hilfe bzw. mit Hilfsmitteln/selbstständig durch Kann angestrebte Örtlichkeiten (z. B. Toilette, Veranstaltungen, Speiseraum) mit Hilfe bzw. mit Hilfsmitteln/selbstständig aufsuchen Schmerzen sind gelindert bzw. Schmerzfreiheit				***Mobilisation zur/Vorbereitung der Nachtruhe (TÜ-abhängiger BW):*** ▪ A/B/U oder TÜ: zum Sitzen am Bettrand verhelfen – **(BW kann mithelfen)** ▪ A/B/U oder VÜ: Hausschuhe ausziehen ▪ A/B/U: oder VÜ: ins Bett helfen – **(BW kann seine Beine (teilweise) selbst ins Bett heben)** ▪ A/B/U: oder VÜ: angenehme Lage finden	

▼▼

Die 13 AEDL:
1: Kommunizieren können; **2:** Sich bewegen können; **3:** Vitale Funktionen aufrechterhalten; **4:** Sich pflegen können; **5:** Essen und Trinken können;
6: Ausscheiden können; **7:** Sich kleiden können; **8:** Ruhen und schlafen können; **9:** Sich beschäftigen können; **10:** Sich als Mann oder Frau fühlen können;
11: Für sichere Umgebung sorgen können; **12:** Soziale Bereiche des Lebens sichern können; **13:** Mit existenziellen Erfahrungen des Lebens umgehen können

Erklärungen der Kürzel bei den Maßnahmen: VÜ = volle Übernahme; **TÜ** = Teil-Übernahme; **A** = Anleiten; **B** = Beaufsichtigen; U = Unterstützen

Name:

Spätdienst

Probleme	Ziele	AEDL	Std. Nr.	Uhr-zeit	Tagesstrukturierte Maßnahmen *(Fähigkeiten/Ressourcen in Klammern und Fettdruck)*	Änderung ab:
Pflegeprobleme: Kann Zimmer/Einrichtung nicht selbstständig in Ordnung halten	Vorhandene Fähigkeiten erhalten und fördern Geordnetes, sicheres Wohnumfeld Fühlt sich wohl in der Umgebung				***Sonstige die Nachtruhe vorbereitende Maßnahmen:*** ▪ Glocke in Griffweite platzieren ▪ Getränke bereitstellen ▪ trinken lassen ▪ Getränk eingeben ▪ Fixierungen anlegen und überprüfen, wo erforderlich, z. B. Gurt, Bettgitter usw. ▪ Nachtmedikation verabreichen ▪ Zwischenmahlzeit verabreichen ▪ Urinbeutel kontrollieren und evtl. leeren ▪ Fernsehgerät ein- oder ausschalten, je nach Bedürfnis des BW ▪ Heizung hoch- oder runterdrehen, je nach Bedürfnis des BW ▪ Rollos herunterlassen ▪ Vorhänge vorziehen ▪ Nachtlicht einschalten ▪ Radio ein- oder ausschalten, je nach Bedürfnis des BW	

Die 13 AEDL:
1: Kommunizieren können; **2**: Sich bewegen können; **3**: Vitale Funktionen aufrechterhalten; **4**: Sich pflegen können; **5**: Essen und Trinken können; **6**: Ausscheiden können; **7**: Sich kleiden können; **8**: Ruhen und schlafen können; **9**: Sich beschäftigen können; **10**: Sich als Mann oder Frau fühlen können; **11**: Für sichere Umgebung sorgen können; **12**: Soziale Bereiche des Lebens sichern können; **13**: Mit existenziellen Erfahrungen des Lebens umgehen können

Erklärungen der Kürzel bei den Maßnahmen: VÜ = volle Übernahme; **TÜ** = Teil-Übernahme; **A** = Anleiten; **B** = Beaufsichtigen; U = Unterstützen

Name:

Nachtdienst						
Probleme	**Ziele**	AEDL	Std. Nr.	**Uhr-zeit**	**Tagesstrukturierte Maßnahmen** ***(Fähigkeiten/Ressourcen in Klammern und Fettdruck)***	Änderung ab:
Pflegediagnosen: Eingeschränkte Beweglichkeit Schlafstörungen Stuhlinkontinenz Harninkontinenz	Vorhandene Fähigkeiten sind erhalten und gefördert Intakte Haut Physiologische, schmerzfreie Harn- und Stuhlentleerung Nimmt genügend Flüssigkeit zu sich				***Kontrollgang:*** ▪ Medikamente eingeben ▪ trinken lassen ▪ Getränke bereitstellen ▪ Getränk eingeben ▪ Trinkmengenprotokoll führen ▪ Inkontinenzeinlage wechseln ▪ Inkontinenzeinlage wiegen ▪ Urinflasche anreichen/anlegen ▪ Bettschieber ▪ Intimpflege durchführen ▪ Wäsche wechseln ▪ Fixierung kontrollieren ▪ kontrollieren, ob Glocke in Griffweite ▪ lagern ▪ Lagerungsprotokoll führen ▪ zur Toilette führen ▪ Sondenernährung anhängen ▪ Urinbeutel kontrollieren und bei Bedarf Leeren ***Ernährung über PEG:*** ▪ VÜ: Anhängen der Sondennahrung/Flüssigkeit nach Ernährungsplan ▪ VÜ: Führen des Ernährungs-/Flüssigkeitsprotokoll ▪ VÜ: Nach Abschluss der Ernährung Spülen des PEG-Schlauchs, z.-B. mit Tee oder Wasser	

Die 13 AEDL:
1: Kommunizieren können; **2:** Sich bewegen können; **3:** Vitale Funktionen aufrechterhalten; **4:** Sich pflegen können; **5:** Essen und Trinken können; **6:** Ausscheiden können; **7:** Sich kleiden können; **8:** Ruhen und schlafen können; **9:** Sich beschäftigen können; **10:** Sich als Mann oder Frau fühlen können; **11:** Für sichere Umgebung sorgen können; **12:** Soziale Bereiche des Lebens sichern können; **13:** Mit existenziellen Erfahrungen des Lebens umgehen können

Erklärungen der Kürzel bei den Maßnahmen: VÜ = volle Übernahme; **TÜ** = Teil-Übernahme; **A** = Anleiten; **B** = Beaufsichtigen; U = Unterstützen

4.3 Der voll abhängige Bewohner, der das Bett noch verlassen kann

Auf den kommenden Seiten folgen nun Beispiele für Formulierungen der tagesstrukturierten Pflegeplanung für einen voll abhängigen Bewohner, der das Bett noch verlassen kann. Dargestellt sind Früh-, Spät- und Nachtdienst.

Name:

Frühdienst

Probleme	Ziele	AEDL	Std. Nr.	Uhr-zeit	Tagesstrukturierte Maßnahmen (Fähigkeiten/Ressourcen in Klammern und Fettdruck)	Änderung ab:
Pflegediagnosen: Orientierungsstörung ***Pflegeprobleme:*** BW ist (teilweise) desorientiert, z. B. zeitlich, örtlich, situativ, zur Person	Restliches Orientierungsvermögen ist erhalten und gefördert Sicheres Umfeld BW hat seinen Tag strukturiert BW findet sich in seiner Umgebung zurecht				***Begrüßung:*** ▪ Orientierungshilfen geben: Wochentag, Datum, Uhrzeit, evtl.-Feiertag, Beginn einer Jahreszeit usw. ▪ Situation erklären, falls BW situativ desorientiert ist	
Pflegediagnosen: Eingeschränkte Beweglichkeit Kraftlosigkeit ***Pflegeprobleme:*** Bewegungen sind erschwert/unsicher/verlangsamt Kraftlosigkeit Sturzgefahr Kann nicht allein/überhaupt nicht gehen, stehen, sitzen, Treppen steigen	Vorhandene Fähigkeit der Beweglichkeit ist erhalten und gefördert Geht sicher und angstfrei Sitzt/steht/geht mit Hilfe Liegt bequem, hat keinen Dekubitus, Kontrakturen, Thrombose, Pneumonie usw. Hilfe/Hilfsmittel sind akzeptiert Führt Transfers mit Hilfe bzw. mit Hilfsmitteln/selbstständig durch				***Mobilisation aus dem Bett (VÜ-abhängiger BW, der das Bett noch verlassen kann):*** ▪ A/B/U oder VÜ: BW in sitzende Position am Bettrand bringen – **(BW kann etwas mithelfen)** ▪ A/B/U oder VÜ: Hausschuhe anziehen ▪ A/B/U oder VÜ: Rollstuhl bereitstellen – **(BW kann mit Hilfe stehen)** ▪ A/B/U oder VÜ: Transfer vom Bett in den Rollstuhl ▪ A/B/U oder VÜ: Transport ins Bad	

▶▶

Die 13 AEDL:
1: Kommunizieren können; **2**: Sich bewegen können; **3**: Vitale Funktionen aufrechterhalten; **4**: Sich pflegen können; **5**: Essen und Trinken können;
6: Ausscheiden können; **7**: Sich kleiden können; **8**: Ruhen und schlafen können; **9**: Sich beschäftigen können; **10**: Sich als Mann oder Frau fühlen können;
11: Für sichere Umgebung sorgen können; **12**: Soziale Bereiche des Lebens sichern können; **13**: Mit existenziellen Erfahrungen des Lebens umgehen können

Erklärungen der Kürzel bei den Maßnahmen: **VÜ** = volle Übernahme; **TÜ** = Teil-Übernahme; **A** = Anleiten; **B** = Beaufsichtigen; U = Unterstützen

Name:

Frühdienst

Probleme	Ziele	AEDL	Std. Nr.	Uhrzeit	Tagesstrukturierte Maßnahmen *(Fähigkeiten/Ressourcen in Klammern und Fettdruck)*	Änderung ab:
Kann nicht/nicht allein ausstehen und zu Bett gehen Bettlägerigkeit: kann Lage im Bett nicht/nur teilweise selbstständig verändern Eingeschränkte Gelenkbeweglichkeit/Kontrakturen Gesteigerter Bewegungsdrang Bewegungsarmut/Bewegungsmangel Koordinationsstörungen Gleichgewichtsstörungen Muskuläre Schwäche Schmerzen bei Bewegungen	Kann angestrebte Örtlichkeiten (z. B. Toilette, Veranstaltungen, Speiseraum) mit Hilfe bzw. mit Hilfsmitteln/selbstständig aufsuchen Schmerzen sind gelindert bzw. Schmerzfreiheit					
Pflegediagnosen: Obstipation Diarrhoe Stuhlinkontinenz Harninkontinenz Selbstversorgungsdefizit bei der Ausscheidung	Vorhandene Fähigkeiten sind erhalten und gefördert Intakte Haut Physiologische, schmerzfreie Harn- und Stuhlentleerung Nimmt genügend Flüssigkeit zu sich				***Ausscheidung (VÜ-abhängiger BW, der das Bett noch verlassen kann):*** ▪ VÜ: Transfer von Rollstuhl auf die Toilette ▪ VÜ: für sicheres Sitzen sorgen, z. B. durch Anwesenheit der Pflegekraft, Halterungen, Sitzerhöhungen und Aufstehhilfen ▪ VÜ: Reinigung des Intim- und Analbereichs nach Miktion/Defäkation	

Pflegeprobleme: Urininkontinenz Tröpfcheninkontinenz Stressinkontinenz Stuhlinkontinenz Harn- und Stuhlinkontinenz Dauerkatheter Colostoma Nierenfistel Obstipation, Koprostase (Kotsteine) Schmerzen bei der Urin-/Stuhlausscheidung Häufiges Wasserlassen (Polyurie), häufiges nächtliches Wasserlassen (Nykturie) Imperativer Harn-/Stuhldrang (plötzlicher und fordernder Harn-/Stuhldrang) Toilette kann nicht selbstständig erreicht werden Unverträglichkeit der eingesetzten Hilfsmittel (z. B. Hautirritationen) Mangelnde Akzeptanz der eingesetzten Hilfsmittel	Nimmt genügend ballaststoffreiche Nahrung zu sich Vermeidet unverträgliche Nahrungsmittel Hat ausreichend Bewegung Hat feste Stuhlganggewohnheiten Dauerkatheter ist entfernt Infektionen sind vermieden Benötigt keine/geringe Dosen an Abführmitteln Vorhandene Fähigkeiten sind erhalten/gefördert Sicherheit in der Gemeinschaft/Selbstachtung ist erhalten Akzeptiert Pflegemaßnahmen				▪ VÜ: Transfer von der Toilette auf den Rollstuhl VÜ: Urinbeutel entleeren ▪ VÜ: bei Bedarf Urinbeutel wechseln ▪ VÜ: bei Bedarf Urinmenge protokollieren – **(BW meldet sich nach Miktion = Wasserlassen/ Defäkation = Stuhlgang)**	

▶▶

Die 13 AEDL:
1: Kommunizieren können; **2**: Sich bewegen können; **3**: Vitale Funktionen aufrechterhalten; **4**: Sich pflegen können; **5**: Essen und Trinken können; **6**: Ausscheiden können; **7**: Sich kleiden können; **8**: Ruhen und schlafen können; **9**: Sich beschäftigen können; **10**: Sich als Mann oder Frau fühlen können; **11**: Für sichere Umgebung sorgen können; **12**: Soziale Bereiche des Lebens sichern können; **13**: Mit existenziellen Erfahrungen des Lebens umgehen können

Erklärungen der Kürzel bei den Maßnahmen: **VÜ** = volle Übernahme; **TÜ** = Teil-Übernahme; **A** = Anleiten; **B** = Beaufsichtigen; U = Unterstützen

Name:

Frühdienst						
Probleme	**Ziele**	AEDL	Std. Nr.	**Uhrzeit**	**Tagesstrukturierte Maßnahmen** ***(Fähigkeiten/Ressourcen in Klammern und Fettdruck)***	Änderung ab:
Pflegediagnosen: Eingeschränkte Beweglichkeit Kraftlosigkeit Hautschädigung Selbstversorgungsdefizit bei der Haut- und Körperpflege Selbstversorgungsdefizit beim An- und Auskleiden ***Pflegeprobleme:*** Legt Wert auf Pflegehilfe durch gleichgeschlechtliche Person Kann Grundpflege überhaupt nicht durchführen Kann Körperwäsche nicht allein durchführen Kann Mund-/Zahn(prothesen)pflege nicht allein durchführen Kann Haarpflege nicht allein durchführen Kann Finger-/Zehennagelpflege nicht allein durchführen	Vorhandene Schamgefühle sind beachtet Intakte Haut/Schleimhaut Ist gepflegt und fühlt sich wohl Sieht die Notwendigkeit der (vermehrten) Körperpflege ein Hat intakte Mundhöhle Hat saubere, intakte Prothese Hat gepflegte Fuß- und Fingernägel Trägt angemessene und gepflegte Kleidung Sieht die Notwendigkeit angemessener Bekleidung ein Kann mit Hilfsmitteln (z. B. Knöpfen) umgehen Kann sich mit Unterstützung selbst kleiden Bekleidungsmaterialen sind dem Hautzustand angemessen Ist gepflegt und hat ein würdiges Aussehen				***Morgentoilette*** ***(VÜ-abhängiger BW, der das Bett noch verlassen kann):*** ■ VÜ: Bekleidung für den Tag bereitlegen – **(BW kann zum Teil seine Bekleidung selbst aussuchen)** ■ VÜ: Transport per Rollstuhl vor das Waschbecken ■ VÜ: Oberkörper entkleiden – **(BW kann (teilweise) mithelfen, z. B. durch Heben der Arme)** ■ VÜ: Wäsche von Händen, Armen, Gesicht, Oberkörper und Rücken ■ VÜ: Körper mit Körperlotion oder Produkten nach Wunsch eincremen, oder nach ärztlicher Anordnung ■ VÜ: Oberkörper ankleiden – **(BW kann (teilweise) mithelfen, z. B. durch Heben der Arme)** ■ VÜ: Unterkörper entkleiden ■ VÜ: Wäsche von Beinen, Füßen, Intimbereich, Gesäß ■ VÜ: Unterkörper ankleiden ■ VÜ: Hose bis Knie hochziehen – **(BW kann (teilweise) mithelfen, z. B. mit einer Hand hochziehen der Hose)** ■ VÜ: Versorgung mit Inkontinenzeinlage/-slip	

Kann sich nicht alleine duschen/baden Hautzustand: Dünne Haut, trockene Haut, Pergamenthaut, Schuppenbildung, Blasenbildung, Juckreiz, Dekubitus usw. Schwitzt leicht Friert leicht Unverträglichkeitserscheinungen (z. B. auf Pflegemittel) Kann sich nicht allein an- und ausziehen (z. B. aufgrund von Kontrakturen, Lähmung, Desorientiertheit, Blindheit, schlechter Allgemeinzustand) Notwendigkeit der Körperpflege wird nicht eingesehen Notwendigkeit des Wäschewechsels wird nicht eingesehen					***(Alternatives Vorgehen für die Wäsche des Unterkörpers, wenn der Unterkörper des BW vor der Mobilisation im Bett gewaschen wird und der Oberkörper nach der Mobilisation am Waschbecken:)*** ▪ VÜ: Unterkörper-Bekleidung für den Tag bereitlegen ▪ VÜ: Waschwasser und Waschutensilien neben dem Bett bereitstellen ▪ VÜ: Unterkörper entkleiden ▪ VÜ: Wäsche von Beinen, Füßen, Intimbereich, Gesäß ▪ VÜ: Unterkörper ankleiden ▪ VÜ: Versorgung mit Inkontinenzeinlage/-slip ▪ VÜ: Waschwasser entsorgen, Waschutensilien desinfizieren/aufräumen) ***Mundpflege/Prothesenpflege:*** ▪ VÜ: Vorbereiten des Mundpflegesets ▪ VÜ: Mund- und Zahn(prothesen)pflege ▪ VÜ: spezielle Mundpflege z. B. Mundhöhle feucht halten (Butter), Beläge entfernen usw. ▪ VÜ: Lippenpflege ▪ VÜ: Haare kämmen (evtl. Zöpfe flechten) ▪ VÜ: Bartrasur ▪ VÜ: Kosmetische Maßnahmen, z. B. Rasierwasser, Parfüms, Gesichtscremes usw. – **(BW kann (teilweise) mithelfen, z. B. durch selbstbestimmte Auswahl der anzuwendenden Produkte)**	

▶▶

Die 13 AEDL:
1: Kommunizieren können; **2**: Sich bewegen können; **3**: Vitale Funktionen aufrechterhalten; **4**: Sich pflegen können; **5**: Essen und Trinken können;
6: Ausscheiden können; **7**: Sich kleiden können; **8**: Ruhen und schlafen können; **9**: Sich beschäftigen können; **10**: Sich als Mann oder Frau fühlen können;
11: Für sichere Umgebung sorgen können; **12**: Soziale Bereiche des Lebens sichern können; **13**: Mit existenziellen Erfahrungen des Lebens umgehen können

Erklärungen der Kürzel bei den Maßnahmen: **VÜ** = volle Übernahme; **TÜ** = Teil-Übernahme; **A** = Anleiten; **B** = Beaufsichtigen; U = Unterstützen

Name:

Frühdienst						
Probleme	**Ziele**	AEDL	Std. Nr.	**Uhr-zeit**	**Tagesstrukturierte Maßnahmen** ***(Fähigkeiten/Ressourcen in Klammern und Fettdruck)***	Änderung ab:
Pflegeprobleme: Kann Zimmer/Einrichtung nicht selbstständig in Ordnung halten	Vorhandene Fähigkeiten erhalten und fördern Geordnetes, sicheres Wohnumfeld Fühlt sich wohl in der Umgebung				***Hauswirtschaftliche Maßnahmen (im Umfang je nach Abhängigkeitsstufe):*** ▪ Zimmer lüften ▪ Jalousien hochziehen/hochkurbeln ▪ Vorhänge öffnen ▪ Bett machen ▪ bei Bed. Bett beziehen ▪ Müllbeutel wechseln ▪ Handtücher und Waschlappen wechseln ▪ Flächen-/Wischdesinfektion nach Desinfektionsplan	
Pflegediagnosen: Untergewicht Übergewicht Irritationen der Mundschleimhaut Flüssigkeitsmangel Flüssigkeitsansammlung im Gewebe Selbstversorgungsdefizit bei der Ernährung Schluckstörung Aspirationsgefahr	Vorhandene Fähigkeiten erhalten und fördern Hat ausgewogene Flüssigkeitsbilanz Hat ein angemessenes Körpergewicht/ Normalgewicht Isst und trinkt selbstständig Folgeschäden sind vermieden Hat eine gut sitzende Zahnprothese Hat Appetit				***Frühstück/Mittagessen/Zwischenmahlzeiten (VÜ-abhängiger BW, der das Bett verlassen kann):*** ▪ VÜ: Transport an den Tisch im Zimmer ▪ VÜ: Transport in den Speiseraum ▪ VÜ: Zusammenstellung der Speisen und Getränke ▪ VÜ: Servieren der Speisen und Getränke am Platz des BW ▪ VÜ: mundgerechtes Zubereiten der Speisen und Getränke ▪ VÜ: Anreichen einzelner Mundportionen in individueller Größe und individuellem Tempo ▪ VÜ: Getränke für eine ausgewogene Flüssigkeitsaufnahme zuführen ▪ VÜ: Flüssigkeitsprotokoll führen ▪ VÜ: Reinigung von Mund/Händen/Bekleidung nach der Mahlzeit ▪ PFK stellt Medikamente bereit	

Pflegeprobleme: Mangelernährung Fehlernährung Kann nicht allein essen/trinken Kann Nahrung/Flüssigkeit nicht oral aufnehmen Kann nur passierte Kost zu sich nehmen Kann nur angedickte Kost zu sich nehmen Sieht die Notwendigkeit von Essen/Trinken nicht ein Sieht die Notwendigkeit einer Diät nicht ein Sieht die Notwendigkeit einer Nahrungsmengenbegrenzung/Trinkmengenbegrenzung nicht ein Gesteigerter Appetit Hastige Nahrungsaufnahme Appetitlosigkeit Nahrungsverweigerung Unangemessene Tischsitten	Fähigkeit zur physiologischen Nahrungsaufnahme ist erhalten/wird gefördert Nimmt in Gemeinschaft gesittet Mahlzeiten ein				▪ VÜ: Medikamente einnahmegerecht darbieten ▪ VÜ: Medikamente eingeben ▪ VÜ: nachprüfen, ob die Medikamente geschluckt wurden (und sich nicht etwa noch in einer Backentasche befinden) ▪ VÜ: Reichen der Zwischenmahlzeit ***Ernährung über PEG:*** ▪ VÜ: Anhängen der Sondennahrung/Flüssigkeit nach Ernährungsplan ▪ VÜ: Führen des Ernährungs-/Flüssigkeitsprotokoll ▪ VÜ: Nach Abschluss der Ernährung Spülen des PEG-Schlauchs, z. B. mit Tee oder Wasser	

▶▶

Die 13 AEDL:
1: Kommunizieren können; **2**: Sich bewegen können; **3**: Vitale Funktionen aufrechterhalten; **4**: Sich pflegen können; **5**: Essen und Trinken können; **6**: Ausscheiden können; **7**: Sich kleiden können; **8**: Ruhen und schlafen können; **9**: Sich beschäftigen können; **10**: Sich als Mann oder Frau fühlen können; **11**: Für sichere Umgebung sorgen können; **12**: Soziale Bereiche des Lebens sichern können; **13**: Mit existenziellen Erfahrungen des Lebens umgehen können

Erklärungen der Kürzel bei den Maßnahmen: VÜ = volle Übernahme; **TÜ** = Teil-Übernahme; **A** = Anleiten; **B** = Beaufsichtigen; U = Unterstützen

Name:

Frühdienst

Probleme	Ziele	AEDL	Std. Nr.	Uhr-zeit	Tagesstrukturierte Maßnahmen *(Fähigkeiten/Ressourcen in Klammern und Fettdruck)*	Änderung ab:
Pflegediagnosen: Eingeschränkte Beschäftigungsfähigkeit Gefühl der Machtlosigkeit aufgrund von Selbst-versorgungsdefiziten ***Pflegeprobleme:*** Teilnahmslosigkeit Antriebslosigkeit Apathie Fehlende Motivation Resignation Langeweile Schläfrigkeit Gefühl der Ohnmacht Aggressivität (auch Autoaggression)	Äußert Gefühle, Wünsche, Entscheidungen Hat Freude an Beschäftigung Kann sich selbst beschäftigen Nimmt Beschäftigungs-angebote gerne an Sucht und pflegt Kontakte zu Mitmenschen Setzt eigene Fähigkeiten zur Gestaltung des Tagesablaufs ein Kann sich neue Interessen und Beschäf-tigungsmöglichkeiten erschließen Ist aus eigenem Antrieb kreativ Empfindet seinen Tagesablauf als sinnvoll und befriedigend				***Beschäftigung (VÜ-abhängiger BW):*** ▪ VÜ: BW nach seinen Beschäftigungswünschen fragen – **(BW kann sich zu seinen Wünschen und Bedürfnissen äußern)** – **(BW nimmt gern an Veranstaltungen teil, z. B. Gottesdienst, Kinonachmittag, Ausflug usw.)** – **(BW bekommt regelmäßig Besuch von Angehörigen, Bekannten, Besuchsdiensten usw.)** ▪ VÜ: Tageszeitung, Zeitschrift usw. bereitstellen ▪ VÜ: gewünschtes Fernsehprogramm einstellen ▪ VÜ: BW zu Beschäftigungsangeboten des Hauses begleiten und transportieren)	

Pflegediagnosen: Schlafstörungen Gesteigerte Müdigkeit ***Pflegeprobleme:*** Ist erschöpft und müde	Fühlt sich wohl und ausgeruht				***Mittagsruhe (VÜ-abhängiger BW):*** ▪ VÜ: Transport mit Rollstuhl vom Speiseraum ins Zimmer ▪ VÜ: Transport mit Rollstuhl vom Zimmertisch zum Schlafplatz ▪ VÜ: Transfer vom Rollstuhl zu Bett/in den Sessel/auf das Sofa – **(BW kann mithelfen beim Transfer z. B. durch Stehen auf den Beinen)** – **(BW kann mithelfen z. B. Hochrutschen im Bett)** ▪ VÜ: BW lagern nach Wunsch oder Plan ▪ VÜ: Mobilisationsplan/Bewegungsplan/Lagerungsplan führen ▪ VÜ: BW zudecken – **(BW kann seine Wünsche und Bedürfnisse äußern)**	
					Behandlungspflege: ▪ VÜ, z. B.: Verbandswechsel, Kompressionsstrümpfe, Injektionen	
					Therapeutische Maßnahmen: ▪ VÜ, z. B.: Krankengymnastik, Logopädie, Ergotherapie	

Die 13 AEDL:
1: Kommunizieren können; **2**: Sich bewegen können; **3**: Vitale Funktionen aufrechterhalten; **4**: Sich pflegen können; **5**: Essen und Trinken können;
6: Ausscheiden können; **7**: Sich kleiden können; **8**: Ruhen und schlafen können; **9**: Sich beschäftigen können; **10**: Sich als Mann oder Frau fühlen können;
11: Für sichere Umgebung sorgen können; **12**: Soziale Bereiche des Lebens sichern können; **13**: Mit existenziellen Erfahrungen des Lebens umgehen können

Erklärungen der Kürzel bei den Maßnahmen: **VÜ** = volle Übernahme; **TÜ** = Teil-Übernahme; **A** = Anleiten; **B** = Beaufsichtigen; U = Unterstützen

Name:

Spätdienst

Probleme	**Ziele**	AEDL	Std. Nr.	**Uhr-zeit**	**Tagesstrukturierte Maßnahmen** ***(Fähigkeiten/Ressourcen in Klammern und Fettdruck)***	Änderung ab:
Pflegediagnosen: Untergewicht Übergewicht Irritationen der Mundschleimhaut Flüssigkeitsmangel Flüssigkeitsansammlung im Gewebe Selbstversorgungsdefizit bei der Ernährung Schluckstörung Aspirationsgefahr ***Pflegeprobleme:*** Mangelernährung Fehlernährung Kann nicht allein essen/trinken Kann Nahrung/Flüssigkeit nicht oral aufnehmen Kann nur passierte Kost zu sich nehmen Kann nur angedickte Kost zu sich nehmen Sieht die Notwendigkeit von Essen/Trinken nicht ein Sieht die Notwendigkeit einer Diät nicht ein	Vorhandene Fähigkeiten erhalten und fördern Hat ausgewogene Flüssigkeitsbilanz Hat ein angemessenes Körpergewicht/Normalgewicht Isst und trinkt selbstständig Folgeschäden sind vermieden Hat eine gut sitzende Zahnprothese Hat Appetit Fähigkeit zur physiologischen Nahrungsaufnahme ist erhalten/wird gefördert Nimmt in Gemeinschaft gesittet Mahlzeiten ein				***Nachmittagskaffee/Abendessen/Zwischenmahlzeiten (VÜ-abhängiger BW, der das Bett verlassen kann):*** ▪ VÜ: Transport an den Tisch im Zimmer ▪ VÜ: Transport in den Speiseraum ▪ VÜ: Zusammenstellung der Speisen und Getränke ▪ VÜ: Servieren der Speisen und Getränke am Platz des BW ▪ VÜ: mundgerechtes Zubereiten der Speisen und Getränke ▪ VÜ: Anreichen einzelner Mundportionen in individueller Größe und individuellem Tempo ▪ VÜ: Getränke für eine ausgewogene Flüssigkeitsaufnahme zuführen ▪ VÜ: Flüssigkeitsprotokoll führen ▪ VÜ: Reinigung von Mund/Händen/Bekleidung nach der Mahlzeit ▪ PFK stellt Medikamente bereit ▪ VÜ: Medikamente einnahmegerecht darbieten ▪ VÜ: Medikamente eingeben durch Pflegefachkraft ▪ VÜ: nachprüfen, ob die Medikamente geschluckt wurden (und sich nicht etwa noch in einer Backentasche befinden) ***Ernährung über PEG:*** ▪ VÜ: Anhängen der Sondennahrung/Flüssigkeit nach Ernährungsplan ▪ VÜ: Führen des Ernährungs-/Flüssigkeitsprotokoll ▪ VÜ: Nach Abschluss der Ernährung Spülen des PEG-Schlauchs, z. B. mit Tee oder Wasser	

Sieht die Notwendigkeit einer Nahrungsmengenbegrenzung/Trinkmengenbegrenzung nicht ein Gesteigerter Appetit Hastige Nahrungsaufnahme Appetitlosigkeit Nahrungsverweigerung Unangemessene Tischsitten						
Pflegediagnosen: Eingeschränkte Beschäftigungsfähigkeit Gefühl der Machtlosigkeit aufgrund von Selbstversorgungsdefiziten ***Pflegeprobleme:*** Teilnahmslosigkeit Antriebslosigkeit Apathie Fehlende Motivation Resignation Langeweile Schläfrigkeit Gefühl der Ohnmacht Aggressivität (auch Autoaggression)	Äußert Gefühle, Wünsche, Entscheidungen Hat Freude an Beschäftigung Kann sich selbst beschäftigen Nimmt Beschäftigungsangebote gerne an Sucht und pflegt Kontakte zu Mitmenschen Setzt eigene Fähigkeiten zur Gestaltung des Tagesablaufs ein Kann sich neue Interessen und Beschäftigungsmöglichkeiten erschließen Ist aus eigenem Antrieb kreativ Empfindet seinen Tagesablauf als sinnvoll und befriedigend				***Beschäftigung (VÜ-abhängiger BW):*** ▪ VÜ: BW nach seinen Beschäftigungswünschen fragen – **(BW kann sich zu seinen Wünschen und Bedürfnissen äußern)** – **(BW nimmt gern an Veranstaltungen teil, z. B. Gottesdienst, Kinonachmittag, Ausflug usw.)** – **(BW bekommt regelmäßig Besuch von Angehörigen, Bekannten, Besuchsdiensten usw.)** ▪ VÜ: Tageszeitung, Zeitschrift usw. bereitstellen ▪ VÜ: gewünschtes Fernsehprogramm einstellen ▪ VÜ: BW zu Beschäftigungsangeboten des Hauses begleiten und transportieren)	

▶▶

Die 13 AEDL:
1: Kommunizieren können; **2:** Sich bewegen können; **3:** Vitale Funktionen aufrechterhalten; **4:** Sich pflegen können; **5:** Essen und Trinken können;
6: Ausscheiden können; **7:** Sich kleiden können; **8:** Ruhen und schlafen können; **9:** Sich beschäftigen können; **10:** Sich als Mann oder Frau fühlen können;
11: Für sichere Umgebung sorgen können; **12:** Soziale Bereiche des Lebens sichern können; **13:** Mit existenziellen Erfahrungen des Lebens umgehen können

Erklärungen der Kürzel bei den Maßnahmen: VÜ = volle Übernahme; **TÜ** = Teil-Übernahme; **A** = Anleiten; **B** = Beaufsichtigen; U = Unterstützen

Name:

Spätdienst						
Probleme	**Ziele**	AEDL	Std. Nr.	**Uhr-zeit**	**Tagesstrukturierte Maßnahmen** ***(Fähigkeiten/Ressourcen in Klammern und Fettdruck)***	Änderung ab:
Pflegediagnose: Obstipation Diarrhoe Stuhlinkontinenz Harninkontinenz Selbstversorgungsdefizit bei der Ausscheidung ***Pflegeprobleme***: Urininkontinenz Tröpfcheninkontinenz Stressinkontinenz Stuhlinkontinenz Harn- und Stuhl-inkontinenz Dauerkatheter Colostoma Nierenfistel Obstipation, Koprostase (Kotsteine) Schmerzen bei der Urin-/Stuhlausscheidung Häufiges Wasserlassen (Polyurie), häufiges nächtliches Wasserlassen (Nykturie) Imperativer Harn-/Stuhl-drang (plötzlicher und	Vorhandene Fähigkeiten sind erhalten und gefördert Intakte Haut Physiologische, schmerzfreie Harn- und Stuhlentleerung Nimmt genügend Flüssigkeit zu sich Nimmt genügend ballaststoffreiche Nahrung zu sich Vermeidet unverträgliche Nahrungsmittel Hat ausreichend Bewegung Hat feste Stuhlgang-gewohnheiten Dauerkatheter ist entfernt Infektionen sind vermieden Benötigt keine/geringe Dosen an Abführmitteln Vorhandene Fähigkeiten sind erhalten/gefördert Sicherheit in der Gemeinschaft/Selbst-achtung ist erhalten				***Ausscheidung (VÜ-abhängiger BW, der das Bett noch verlassen kann)***: ▪ VÜ: Transfer von Rollstuhl auf die Toilette ▪ VÜ: für sicheres Sitzen sorgen, z. B. durch Anwesenheit der Pflegekraft, Halterungen, Sitzerhöhungen und Aufstehhilfen ▪ VÜ: Reinigung des Intim- und Analbereichs nach Miktion/Defäkation ▪ VÜ: Transfer von der Toilette auf den Rollstuhl VÜ: Urinbeutel entleeren ▪ VÜ: bei Bedarf Urinbeutel wechseln ▪ VÜ: bei Bedarf Urinmenge protokollieren – **(BW meldet sich nach Miktion = Wasserlassen/ Defäkation = Stuhlgang)** ***Ernährung über PEG***: ▪ VÜ: Anhängen der Sondennahrung/Flüssigkeit nach Ernährungsplan ▪ VÜ: Führen des Ernährungs-/Flüssigkeitsprotokoll ▪ VÜ: Nach Abschluss der Ernährung Spülen des PEG-Schlauchs, z. B. mit Tee oder Wasser	

fordernder Harn-/Stuhl-drang) Toilette kann nicht selbst-ständig erreicht werden Unverträglichkeit der eingesetzte Hilfsmittel (z. B. Hautirritationen) Mangelnde Akzeptanz der eingesetzten Hilfsmittel	Akzeptiert Pflege-maßnahmen					
Pflegediagnosen: Eingeschränkte Beweglichkeit Kraftlosigkeit Hautschädigung Selbstversorgungs-defizit bei der Haut- und Körperpflege Selbstversorgungsdefizit beim An- und Auskleiden ***Pflegeprobleme:*** Legt Wert auf Pflegehilfe durch gleichgeschlecht-liche Person Kann Grundpflege überhaupt nicht durchführen Kann Körperwäsche nicht allein durchführen Kann Mund-/ Zahn(prothesen)pflege nicht allein durchführen	Vorhandene Scham-gefühle sind beachtet Intakte Haut/Schleimhaut Ist gepflegt und fühlt sich wohl Sieht die Notwendigkeit der (vermehrten) Körperpflege ein Hat intakte Mundhöhle Hat saubere, intakte Prothese Hat gepflegte Fuß- und Fingernägel Trägt angemessene und gepflegte Kleidung Sieht die Notwendigkeit angemessener Bekleidung ein Kann mit Hilfsmitteln (z. B. Knöpfen) umgehen Kann sich mit Unter-stützung selbst kleiden				***Abendtoilette (VÜ-abhängiger BW, der das Bett noch verlassen kann):*** ▪ VÜ: Bekleidung für die Nacht bereitlegen ▪ VÜ: Transport per Rollstuhl vor das Waschbecken ▪ VÜ: Oberkörper entkleiden – **(BW kann (teilweise) mithelfen, z. B. durch Heben der Arme)** ▪ VÜ: Wäsche von Händen, Gesicht ▪ VÜ: Körper mit Produkten nach Wunsch eincremen, oder nach ärztlicher Anordnung ▪ VÜ: Oberkörper ankleiden – **(BW kann (teilweise) mithelfen, z. B. durch Heben der Arme)** ▪ VÜ: Kosmetische Maßnahmen, z. B. Nacht-Gesichtscreme usw. – **(BW kann (teilweise) mithelfen, z. B. durch selbst-bestimmte Auswahl der anzuwendenden Produkte)** ***Mundpflege/Prothesenpflege:*** ▪ VÜ: Vorbereiten des Mundpflegesets ▪ VÜ: Mund- und Zahn(prothesen)pflege ▪ VÜ: spezielle Mundpflege z. B. Mundhöhle feucht halten (Butter), Beläge entfernen usw. ▪ VÜ: Lippenpflege	

▶▶

Die 13 AEDL:
1: Kommunizieren können; **2**: Sich bewegen können; **3**: Vitale Funktionen aufrechterhalten; **4**: Sich pflegen können; **5**: Essen und Trinken können; **6**: Ausscheiden können; **7**: Sich kleiden können; **8**: Ruhen und schlafen können; **9**: Sich beschäftigen können; **10**: Sich als Mann oder Frau fühlen können; **11**: Für sichere Umgebung sorgen können; **12**: Soziale Bereiche des Lebens sichern können; **13**: Mit existenziellen Erfahrungen des Lebens umgehen können

Erklärungen der Kürzel bei den Maßnahmen: **VÜ** = volle Übernahme; **TÜ** = Teil-Übernahme; **A** = Anleiten; **B** = Beaufsichtigen; U = Unterstützen

Name:

Spätdienst						
Probleme	**Ziele**	AEDL	Std. Nr.	**Uhr-zeit**	**Tagesstrukturierte Maßnahmen** ***(Fähigkeiten/Ressourcen in Klammern und Fettdruck)***	Änderung ab:
Kann Haarpflege nicht allein durchführen Kann Finger-/Zehen-nagelpflege nicht allein durchführen Kann sich nicht allein duschen/baden Hautzustand: Dünne Haut, trockene Haut, Pergamenthaut, Schuppenbildung, Blasenbildung, Juckreiz, Dekubitus usw. Schwitzt leicht Friert leicht Unverträglichkeits-erscheinungen (z. B. auf Pflegemittel) Kann sich nicht allein an- und ausziehen (z. B. aufgrund von Kontrakturen, Lähmung, Desorientiertheit, Blindheit, schlechter Allgemeinzustand) Notwendigkeit der Körperpflege wird nicht eingesehen Notwendigkeit des Wäschewechsels wird nicht eingesehen	Bekleidungsmaterialen sind dem Hautzustand angemessen Ist gepflegt und hat ein würdiges Aussehen				***Unterkörper:*** ▪ VÜ: Unterkörper entkleiden ▪ VÜ: Wäsche von Intimbereich, Gesäß ▪ VÜ: Unterkörper ankleiden ▪ VÜ: Versorgung mit Inkontinenzeinlage/-slip ***(Alternatives Vorgehen für die Wäsche des Unterkörpers, wenn die Intimpflege des BW nach dem Zu-Bett-Gehen im Bett durchgeführt wird:)*** – **(BW kann mithelfen, z. B. durch Heben des Gesäßes, Drehen auf die Seite usw.)** – **(BW kann (teilweise) mithelfen, z. B. bei dem Anziehen der Nachtbekleidung)** ▪ VÜ: Waschwasser und Waschutensilien neben dem Bett bereitstellen ▪ VÜ: Unterkörper entkleiden ▪ VÜ: Wäsche von Intimbereich, Gesäß ▪ VÜ: Unterkörper ankleiden ▪ VÜ: Versorgung mit Inkontinenzeinlage/-slip ▪ VÜ: Waschwasser entsorgen, Waschutensilien desinfizieren/aufräumen)	

Pflegediagnosen: Eingeschränkte Beweglichkeit Kraftlosigkeit ***Pflegeprobleme:*** Bewegungen sind erschwert/unsicher/ verlangsamt Kraftlosigkeit Sturzgefahr Kann nicht allein/ überhaupt nicht gehen, stehen, sitzen, Treppen steigen Kann nicht/nicht allein ausstehen und zu Bett gehen Bettlägerigkeit: kann Lage im Bett nicht/nur teilweise selbstständig verändern Eingeschränkte Gelenkbeweglichkeit/ Kontrakturen Gesteigerter Bewegungsdrang Bewegungsarmut/ Bewegungsmangel Koordinationsstörungen Gleichgewichtsstörungen Muskuläre Schwäche Schmerzen bei Bewegungen	Vorhandene Fähigkeit der Beweglichkeit ist erhalten und gefördert Geht sicher und angstfrei Sitzt/steht/geht mit Hilfe Liegt bequem, hat keinen Dekubitus, Kontrakturen, Thrombose, Pneumonie usw. Hilfe/Hilfsmittel sind akzeptiert Führt Transfers mit Hilfe bzw. mit Hilfsmitteln/ selbstständig durch Kann angestrebte Örtlichkeiten (z. B. Toilette, Veranstaltungen, Speiseraum) mit Hilfe bzw. mit Hilfsmitteln/ selbstständig aufsuchen Schmerzen sind gelindert bzw. Schmerzfreiheit				***Mobilisation zur/Vorbereitung der Nachtruhe (VÜ-abhängiger BW, der das Bett noch verlassen kann):*** ▪ VÜ: Transfer vom Rollstuhl auf den Bettrand ▪ A/B/U oder VÜ: Hausschuhe anziehen ▪ A/B/U: oder VÜ: ins Bett helfen – **(BW kann seine Beine (teilweise) selbst ins Bett heben)** ▪ A/B/U: oder VÜ: angenehme Lage finden ▪ VÜ: Lagerung nach Plan oder Wunsch ▪ VÜ: Lagerungsprotokoll führen	

▶▶

Die 13 AEDL:
1: Kommunizieren können; **2**: Sich bewegen können; **3**: Vitale Funktionen aufrechterhalten; **4**: Sich pflegen können; **5**: Essen und Trinken können;
6: Ausscheiden können; **7**: Sich kleiden können; **8**: Ruhen und schlafen können; **9**: Sich beschäftigen können; **10**: Sich als Mann oder Frau fühlen können;
11: Für sichere Umgebung sorgen können; **12**: Soziale Bereiche des Lebens sichern können; **13**: Mit existenziellen Erfahrungen des Lebens umgehen können

Erklärungen der Kürzel bei den Maßnahmen: VÜ = volle Übernahme; **TÜ** = Teil-Übernahme; **A** = Anleiten; **B** = Beaufsichtigen; U = Unterstützen

Name:

Spätdienst

Probleme	Ziele	AEDL	Std. Nr.	Uhr-zeit	Tagesstrukturierte Maßnahmen (Fähigkeiten/Ressourcen in Klammern und Fettdruck)	Änderung ab:
					Sonstige, die Nachtruhe vorbereitende Maßnahmen: ▪ Glocke in Griffweite platzieren ▪ Getränke bereitstellen ▪ trinken lassen ▪ Getränk eingeben ▪ Fixierungen anlegen und überprüfen, wo erforderlich, z. B. Gurt, Bettgitter usw. ▪ Nachtmedikation verabreichen ▪ Zwischenmahlzeit verabreichen ▪ Urinbeutel kontrollieren und evtl. leeren ▪ Fernsehgerät ein- oder ausschalten, je nach Bedürfnis des BW ▪ Heizung hoch- oder runterdrehen, je nach Bedürfnis des BW ▪ Rollos herunterlassen ▪ Vorhänge vorziehen ▪ Nachtlicht einschalten ▪ Radio ein- oder ausschalten, je nach Bedürfnis des BW	

Die 13 AEDL:
1: Kommunizieren können; **2**: Sich bewegen können; **3**: Vitale Funktionen aufrechterhalten; **4**: Sich pflegen können; **5**: Essen und Trinken können; **6**: Ausscheiden können; **7**: Sich kleiden können; **8**: Ruhen und schlafen können; **9**: Sich beschäftigen können; **10**: Sich als Mann oder Frau fühlen können; **11**: Für sichere Umgebung sorgen können; **12**: Soziale Bereiche des Lebens sichern können; **13**: Mit existenziellen Erfahrungen des Lebens umgehen können

Erklärungen der Kürzel bei den Maßnahmen: **VÜ** = volle Übernahme; **TÜ** = Teil-Übernahme; **A** = Anleiten; **B** = Beaufsichtigen; U = Unterstützen

Name:

Nachtdienst

Probleme	**Ziele**	AEDL	Std. Nr.	**Uhr-zeit**	**Tagesstrukturierte Maßnahmen** ***(Fähigkeiten/Ressourcen in Klammern und Fettdruck)***	Änderung ab:
Pflegediagnosen: Eingeschränkte Beweglichkeit Schlafstörungen Stuhlinkontinenz Harninkontinenz ***Pflegeprobleme:*** Dekubitus	Vorhandene Fähigkeiten sind erhalten und gefördert Intakte Haut Physiologische, schmerzfreie Harn- und Stuhlentleerung Nimmt genügend Flüssigkeit zu sich				***Kontrollgang:*** ▪ Medikamente eingeben ▪ trinken lassen ▪ Getränke bereitstellen ▪ Getränk eingeben ▪ Trinkmengenprotokoll führen ▪ Inkontinenzeinlage wechseln ▪ Inkontinenzeinlage wiegen ▪ Urinflasche anreichen/anlegen ▪ Bettschieber ▪ Intimpflege durchführen ▪ Wäsche wechseln ▪ Fixierung kontrollieren ▪ kontrollieren, ob Glocke in Griffweite ▪ lagern ▪ Lagerungsprotokoll führen ▪ zur Toilette führen ▪ Sondenernährung anhängen ▪ Urinbeutel kontrollieren und bei Bed. Leeren ***Ernährung über PEG:*** ▪ VÜ: Anhängen der Sondennahrung/Flüssigkeit nach Ernährungsplan ▪ VÜ: Führen des Ernährungs-/Flüssigkeitsprotokoll ▪ VÜ: Nach Abschluss der Ernährung Spülen des PEG-Schlauchs, z. B. mit Tee oder Wasser	

Die 13 AEDL:
1: Kommunizieren können; **2**: Sich bewegen können; **3**: Vitale Funktionen aufrechterhalten; **4**: Sich pflegen können; **5**: Essen und Trinken können;
6: Ausscheiden können; **7**: Sich kleiden können; **8**: Ruhen und schlafen können; **9**: Sich beschäftigen können; **10**: Sich als Mann oder Frau fühlen können;
11: Für sichere Umgebung sorgen können; **12**: Soziale Bereiche des Lebens sichern können; **13**: Mit existenziellen Erfahrungen des Lebens umgehen können

Erklärungen der Kürzel bei den Maßnahmen: VÜ = volle Übernahme; **TÜ** = Teil-Übernahme; **A** = Anleiten; **B** = Beaufsichtigen; U = Unterstützen

4.4 Der voll abhängige Bewohner, der das Bett nicht mehr verlassen kann

Auf den kommenden Seiten folgen nun Beispiele für Formulierungen der tagesstrukturierten Pflegeplanung für einen voll abhängigen Bewohner, der das Bett nicht mehr verlassen kann. Dargestellt sind Früh-, Spät- und Nachtdienst.

Name:

Frühdienst						
Probleme	**Ziele**	AEDL	Std. Nr.	**Uhr-zeit**	**Tagesstrukturierte Maßnahmen** ***(Fähigkeiten/Ressourcen in Klammern und Fettdruck)***	Änderung ab:
Pflegediagnosen: Orientierungsstörung ***Pflegeprobleme:*** BW ist (teilweise) desorientiert, z. B. zeitlich, örtlich, situativ, zur Person	Restliches Orientierungsvermögen ist erhalten und gefördert Sicheres Umfeld BW hat seinen Tag strukturiert BW findet sich in seiner Umgebung zurecht				***Begrüßung:*** ▪ Orientierungshilfen geben: Wochentag, Datum, Uhrzeit, evtl.-Feiertag, Beginn einer Jahreszeit usw. ▪ Situation erklären, falls BW situativ desorientiert ist	
Pflegediagnosen: Eingeschränkte Beweglichkeit Kraftlosigkeit ***Pflegeprobleme:*** Bewegungen sind erschwert/unsicher/verlangsamt Kraftlosigkeit Sturzgefahr Kann nicht allein/überhaupt nicht gehen, stehen, sitzen, Treppen steigen	Vorhandene Fähigkeit der Beweglichkeit ist erhalten und gefördert Geht sicher und angstfrei Sitzt/steht/geht mit Hilfe Liegt bequem, hat keinen Dekubitus, Kontrakturen, Thrombose, Pneumonie usw. Hilfe/Hilfsmittel sind akzeptiert Führt Transfers mit Hilfe bzw. mit Hilfsmitteln/selbstständig durch				***Mobilisation im Bett (VÜ-abhängiger BW, der das Bett nicht verlassen kann):*** ▪ VÜ: BW auf den Rücken lagern ▪ VÜ: BW in Richtung Kopfende verlagern ▪ VÜ: Lagern nach Bewegungsplan	

▶▶

Die 13 AEDL:
1: Kommunizieren können; **2**: Sich bewegen können; **3**: Vitale Funktionen aufrechterhalten; **4**: Sich pflegen können; **5**: Essen und Trinken können; **6**: Ausscheiden können; **7**: Sich kleiden können; **8**: Ruhen und schlafen können; **9**: Sich beschäftigen können; **10**: Sich als Mann oder Frau fühlen können; **11**: Für sichere Umgebung sorgen können; **12**: Soziale Bereiche des Lebens sichern können; **13**: Mit existenziellen Erfahrungen des Lebens umgehen können

Erklärungen der Kürzel bei den Maßnahmen: VÜ = volle Übernahme; **TÜ** = Teil-Übernahme; **A** = Anleiten; **B** = Beaufsichtigen; U = Unterstützen

Name:

Frühdienst

Probleme	**Ziele**	AEDL	Std. Nr.	**Uhr-zeit**	**Tagesstrukturierte Maßnahmen** ***(Fähigkeiten/Ressourcen in Klammern und Fettdruck)***	Änderung ab:
Kann nicht/nicht allein ausstehen und zu Bett gehen Bettlägerigkeit: kann Lage im Bett nicht/nur teilweise selbstständig verändern Eingeschränkte Gelenkbeweglichkeit/ Kontrakturen Gesteigerter Bewegungsdrang Bewegungsarmut/ Bewegungsmangel Koordinationsstörungen Gleichgewichtsstörungen Muskuläre Schwäche Schmerzen bei Bewegungen	Kann angestrebte Örtlichkeiten (z. B. Toilette, Veranstaltungen, Speiseraum) mit Hilfe bzw. mit Hilfsmitteln/ selbstständig aufsuchen Schmerzen sind gelindert bzw. Schmerzfreiheit					
Pflegediagnosen: Obstipation Diarrhoe Stuhlinkontinenz Harninkontinenz Selbstversorgungsdefizit bei der Ausscheidung	Vorhandene Fähigkeiten sind erhalten und gefördert Intakte Haut Physiologische, schmerzfreie Harn- und Stuhlentleerung Nimmt genügend Flüssigkeit zu sich				***Ausscheidung im Bett (VÜ-abhängiger BW, der das Bett nicht verlassen kann):*** ▪ VÜ: Bettschieber platzieren ▪ VÜ: Urinflasche anlegen ▪ VÜ: Inkontinenzeinlage/Inkontinenzhose wechseln ▪ VÜ: Reinigung des Intim- und Analbereichs nach Miktion/ Defäkation ▪ VÜ: Urinbeutel entleeren	

Pflegeprobleme: Urininkontinenz Tröpfcheninkontinenz Stressinkontinenz Stuhlinkontinenz Harn- und Stuhl-inkontinenz Dauerkatheter Colostoma Nierenfistel Obstipation, Koprostase (Kotsteine) Schmerzen bei der Urin-/Stuhlausscheidung Häufiges Wasserlassen (Polyurie), häufiges nächtliches Wasserlassen (Nykturie) Imperativer Harn-/Stuhl-drang (plötzlicher und fordernder Harn-/Stuhl-drang) Toilette kann nicht selbst-ständig erreicht werden Unverträglichkeit der eingesetzten Hilfsmittel (z. B. Hautirritationen) Mangelnde Akzeptanz der eingesetzten Hilfsmittel	Nimmt genügend ballaststoffreiche Nahrung zu sich Vermeidet unverträgliche Nahrungsmittel Hat ausreichend Bewegung Hat feste Stuhlgang-gewohnheiten Dauerkatheter ist entfernt Infektionen sind vermieden Benötigt keine/geringe Dosen an Abführmitteln Vorhandene Fähigkeiten sind erhalten/gefördert Sicherheit in der Gemeinschaft/Selbst-achtung ist erhalten Akzeptiert Pflege-maßnahmen				▪ VÜ: bei Bedarf Urinbeutel wechseln ▪ VÜ: bei Bedarf Urinmenge protokollieren		

▶▶

Die 13 AEDL:
1: Kommunizieren können; **2**: Sich bewegen können; **3**: Vitale Funktionen aufrechterhalten; **4**: Sich pflegen können; **5**: Essen und Trinken können;
6: Ausscheiden können; **7**: Sich kleiden können; **8**: Ruhen und schlafen können; **9**: Sich beschäftigen können; **10**: Sich als Mann oder Frau fühlen können;
11: Für sichere Umgebung sorgen können; **12**: Soziale Bereiche des Lebens sichern können; **13**: Mit existenziellen Erfahrungen des Lebens umgehen können

Erklärungen der Kürzel bei den Maßnahmen: VÜ = volle Übernahme; **TÜ** = Teil-Übernahme; **A** = Anleiten; **B** = Beaufsichtigen; U = Unterstützen

Name:

Frühdienst

Probleme	Ziele	AEDL	Std. Nr.	Uhr-zeit	Tagesstrukturierte Maßnahmen (Fähigkeiten/Ressourcen in Klammern und Fettdruck)	Änderung ab:
Pflegediagnosen: Eingeschränkte Beweglichkeit Kraftlosigkeit Hautschädigung Selbstversorgungsdefizit bei der Haut- und Körperpflege Selbstversorgungsdefizit beim An- und Auskleiden ***Pflegeprobleme:*** Legt Wert auf Pflegehilfe durch gleichgeschlechtliche Person Kann Grundpflege überhaupt nicht durchführen Kann Körperwäsche nicht allein durchführen Kann Mund-/Zahn(prothesen)pflege nicht allein durchführen Kann Haarpflege nicht allein durchführen Kann Finger-/Zehennagelpflege nicht allein durchführen Kann sich nicht allein duschen/baden	Vorhandene Schamgefühle sind beachtet Intakte Haut/Schleimhaut Ist gepflegt und fühlt sich wohl Sieht die Notwendigkeit der (vermehrten) Körperpflege ein Hat intakte Mundhöhle Hat saubere, intakte Prothese Hat gepflegte Fuß- und Fingernägel Trägt angemessene und gepflegte Kleidung Sieht die Notwendigkeit angemessener Bekleidung ein Kann mit Hilfsmitteln (z. B. Knöpfen) umgehen Kann sich mit Unterstützung selbst kleiden Bekleidungsmaterialen sind dem Hautzustand angemessen Ist gepflegt und hat ein würdiges Aussehen				***Morgentoilette (VÜ-abhängiger BW, der das Bett nicht verlassen kann):*** ▪ VÜ: Bekleidung für den Tag bereitlegen ▪ VÜ: Waschwasser und Waschutensilien neben dem Bett bereitstellen ▪ VÜ: Oberkörper entkleiden ▪ VÜ: Wäsche von Händen, Armen, Gesicht, Oberkörper und Rücken ▪ VÜ: Körper mit Körperlotion eincremen ▪ VÜ: Oberkörper ankleiden ▪ VÜ: Waschwasser wechseln ▪ VÜ: Unterkörper entkleiden ▪ VÜ: Wäsche von Beinen, Füßen, Intimbereich, Gesäß ▪ VÜ: Unterkörper ankleiden ▪ VÜ: Versorgung mit Inkontinenzeinlage ▪ VÜ: Mund- und Zahn(-prothesen)pflege ▪ VÜ: Haare kämmen (evtl. Zöpfe flechten) ▪ VÜ: Bartrasur ▪ VÜ: Kosmetische Maßnahmen, z. B. Rasierwasser, Parfüms, Gesichtscremes usw.	

Hautzustand: Dünne Haut, trockene Haut, Pergamenthaut, Schuppenbildung, Blasenbildung, Juckreiz, Dekubitus usw. Schwitzt leicht Friert leicht Unverträglichkeitserscheinungen (z. B. auf Pflegemittel) Kann sich nicht allein an- und ausziehen (z. B. aufgrund von Kontrakturen, Lähmung, Desorientiertheit, Blindheit, schlechter Allgemeinzustand) Notwendigkeit der Körperpflege wird nicht eingesehen Notwendigkeit des Wäschewechsels wird nicht eingesehen						
Pflegeprobleme: Kann Zimmer/Einrichtung nicht selbstständig in Ordnung halten	Vorhandene Fähigkeiten erhalten und fördern Geordnetes, sicheres Wohnumfeld Fühlt sich wohl in der Umgebung				***Hauswirtschaftliche Maßnahmen (im Umfang je nach Abhängigkeitsstufe):*** ▪ Zimmer lüften ▪ Jalousien hochziehen/hochkurbeln ▪ Vorhänge öffnen ▪ Bett machen ▪ bei Bed. Bett beziehen ▪ Müllbeutel wechseln ▪ Handtücher und Waschlappen wechseln ▪ Flächen-/Wischdesinfektion nach Desinfektionsplan	

▶▶

Die 13 AEDL:
1: Kommunizieren können; **2**: Sich bewegen können; **3**: Vitale Funktionen aufrechterhalten; **4**: Sich pflegen können; **5**: Essen und Trinken können; **6**: Ausscheiden können; **7**: Sich kleiden können; **8**: Ruhen und schlafen können; **9**: Sich beschäftigen können; **10**: Sich als Mann oder Frau fühlen können; **11**: Für sichere Umgebung sorgen können; **12**: Soziale Bereiche des Lebens sichern können; **13**: Mit existenziellen Erfahrungen des Lebens umgehen können

Erklärungen der Kürzel bei den Maßnahmen: **VÜ** = volle Übernahme; **TÜ** = Teil-Übernahme; **A** = Anleiten; **B** = Beaufsichtigen; U = Unterstützen

Name:

Frühdienst						
Probleme	**Ziele**	AEDL	Std. Nr.	**Uhrzeit**	**Tagesstrukturierte Maßnahmen** ***(Fähigkeiten/Ressourcen in Klammern und Fettdruck)***	Änderung ab:
Pflegediagnosen: Untergewicht Übergewicht Irritationen der Mundschleimhaut Flüssigkeitsmangel Flüssigkeitsansammlung im Gewebe Selbstversorgungsdefizit bei der Ernährung Schluckstörung Aspirationsgefahr ***Pflegeprobleme:*** Mangelernährung Fehlernährung Kann nicht allein essen/ trinken Kann Nahrung/Flüssigkeit nicht oral aufnehmen Kann nur passierte Kost zu sich nehmen Kann nur angedickte Kost zu sich nehmen Sieht die Notwendigkeit von Essen/Trinken nicht ein Sieht die Notwendigkeit einer Diät nicht ein	Vorhandene Fähigkeiten erhalten und fördern Hat ausgewogene Flüssigkeitsbilanz Hat ein angemessenes Körpergewicht/ Normalgewicht Isst und trinkt selbstständig Folgeschäden sind vermieden Hat eine gut sitzende Zahnprothese Hat Appetit Fähigkeit zur physiologischen Nahrungsaufnahme ist erhalten/wird gefördert Nimmt in Gemeinschaft gesittet Mahlzeiten ein				***Frühstück/Mittagessen/Zwischenmahlzeiten (VÜ-abhängiger BW, der das Bett nicht verlassen kann):*** ▪ VÜ: Zusammenstellung der Speisen und Getränke ▪ VÜ: Speisen und Getränke ins Zimmer bringen ▪ VÜ: mundgerechtes Zubereiten der Speisen und Getränke ▪ VÜ: Oberkörper des BW hoch lagern in eine zur Nahrungsaufnahme geeignete Position ▪ VÜ: Anreichen einzelner Mundportionen in individueller Größe und individuellem Tempo ▪ bei Bed.: VÜ: eingenommene Nahrungsmenge dokumentieren ▪ VÜ: Getränke für eine ausgewogene Flüssigkeitsaufnahme zuführen ▪ VÜ: Flüssigkeitsprotokoll führen ▪ VÜ: Reinigung von Mund/Händen/Bekleidung/ Bett nach der Mahlzeit ▪ VÜ: Tablett/Geschirr abräumen ▪ PFK stellt Medikamente bereit ▪ VÜ: Medikamente einnahmegerecht darbieten ▪ VÜ: Medikamente eingeben durch PFK ▪ VÜ: nachprüfen, ob die Medikamente geschluckt wurden (und sich nicht etwa noch in einer Backentasche befinden) ▪ VÜ: Reichen der Zwischenmahlzeit ▪ VÜ: BW nach Wunsch oder Plan lagern ▪ VÜ: Lagerungsplan/Mobilisationsplan/Bewegungsplan führen	

Sieht die Notwendigkeit einer Diät nicht ein Sieht die Notwendigkeit einer Nahrungsmengenbegrenzung/Trinkmengenbegrenzung nicht ein Gesteigerter Appetit Hastige Nahrungsaufnahme Appetitlosigkeit Nahrungsverweigerung Unangemessene Tischsitten					***Ernährung über PEG:*** ▪ VÜ: Anhängen der Sondennahrung/Flüssigkeit nach Ernährungsplan ▪ VÜ: Führen des Ernährungs-/Flüssigkeitsprotokoll ▪ VÜ: Nach Abschluss der Ernährung Spülen des PEG-Schlauchs, z. B. mit Tee oder Wasser	
Pflegediagnosen: Eingeschränkte Beschäftigungsfähigkeit Gefühl der Machtlosigkeit aufgrund von Selbstversorgungsdefiziten ***Pflegeprobleme:*** Teilnahmslosigkeit Antriebslosigkeit Apathie Fehlende Motivation Resignation Langeweile Schläfrigkeit Gefühl der Ohnmacht Aggressivität (auch Autoaggression)	Äußert Gefühle, Wünsche, Entscheidungen Hat Freude an Beschäftigung Kann sich selbst beschäftigen Nimmt Beschäftigungsangebote gerne an Sucht und pflegt Kontakte zu Mitmenschen Setzt eigene Fähigkeiten zur Gestaltung des Tagesablaufs ein Kann sich neue Interessen und Beschäftigungsmöglichkeiten erschließen Ist aus eigenem Antrieb kreativ Empfindet seinen Tagesablauf als sinnvoll und befriedigend				***Beschäftigung (VÜ-abhängiger BW):*** ▪ VÜ: BW nach seinen Beschäftigungswünschen fragen – **(BW kann sich zu seinen Wünschen und Bedürfnissen äußern)** – **(BW nimmt gern an Veranstaltungen teil, z. B. Gottesdienst, Kinonachmittag, Ausflug usw.)** – **(BW bekommt regelmäßig Besuch von Angehörigen, Bekannten, Besuchsdiensten usw.)** ▪ VÜ: Tageszeitung, Zeitschrift usw. bereitstellen ▪ VÜ: gewünschtes Fernsehprogramm einstellen ▪ VÜ: BW zu Beschäftigungsangeboten des Hauses begleiten und transportieren)	

▶▶

Die 13 AEDL:
1: Kommunizieren können; **2**: Sich bewegen können; **3**: Vitale Funktionen aufrechterhalten; **4**: Sich pflegen können; **5**: Essen und Trinken können;
6: Ausscheiden können; **7**: Sich kleiden können; **8**: Ruhen und schlafen können; **9**: Sich beschäftigen können; **10**: Sich als Mann oder Frau fühlen können;
11: Für sichere Umgebung sorgen können; **12**: Soziale Bereiche des Lebens sichern können; **13**: Mit existenziellen Erfahrungen des Lebens umgehen können

Erklärungen der Kürzel bei den Maßnahmen: **VÜ** = volle Übernahme; **TÜ** = Teil-Übernahme; **A** = Anleiten; **B** = Beaufsichtigen; U = Unterstützen

Name:

Frühdienst						
Probleme	**Ziele**	AEDL	Std. Nr.	**Uhrzeit**	**Tagesstrukturierte Maßnahmen** ***(Fähigkeiten/Ressourcen in Klammern und Fettdruck)***	Änderung ab:
Pflegediagnosen: Schlafstörungen Gesteigerte Müdigkeit ***Pflegeprobleme:*** Ist erschöpft und müde	Fühlt sich wohl und ausgeruht				***Mittagsruhe (VÜ-abhängiger BW):*** ▪ VÜ: Transport mit Rollstuhl vom Speiseraum ins Zimmer ▪ VÜ: Transport mit Rollstuhl vom Zimmertisch zum Schlafplatz ▪ VÜ: Transfer vom Rollstuhl zu Bett/in den Sessel/auf das Sofa (BW kann mithelfen beim Transfer z. B. durch Stehen auf den Beinen) – **(BW kann mithelfen z. B. Hochrutschen im Bett)** ▪ VÜ: BW lagern nach Wunsch oder Plan ▪ VÜ: Mobilisationsplan/Bewegungsplan/Lagerungsplan führen ▪ VÜ: BW zudecken – **(BW kann seine Wünsche und Bedürfnisse äußern)**	
					Behandlungspflege: ▪ VÜ, z. B.: Verbandswechsel, Kompressionsstrümpfe, Injektionen	
					Therapeutische Maßnahmen: ▪ VÜ, z. B.: Krankengymnastik, Logopädie, Ergotherapie	

Die 13 AEDL:
1: Kommunizieren können; **2**: Sich bewegen können; **3**: Vitale Funktionen aufrechterhalten; **4**: Sich pflegen können; **5**: Essen und Trinken können; **6**: Ausscheiden können; **7**: Sich kleiden können; **8**: Ruhen und schlafen können; **9**: Sich beschäftigen können; **10**: Sich als Mann oder Frau fühlen können; **11**: Für sichere Umgebung sorgen können; **12**: Soziale Bereiche des Lebens sichern können; **13**: Mit existenziellen Erfahrungen des Lebens umgehen können

Erklärungen der Kürzel bei den Maßnahmen: VÜ = volle Übernahme; **TÜ** = Teil-Übernahme; **A** = Anleiten; **B** = Beaufsichtigen; U = Unterstützen

Name:

Spätdienst

Probleme	Ziele	AEDL	Std. Nr.	Uhr-zeit	Tagesstrukturierte Maßnahmen *(Fähigkeiten/Ressourcen in Klammern und Fettdruck)*	Änderung ab:
Pflegediagnosen: Untergewicht Übergewicht Irritationen der Mundschleimhaut Flüssigkeitsmangel Flüssigkeitsansammlung im Gewebe Selbstversorgungsdefizit bei der Ernährung Schluckstörung Aspirationsgefahr ***Pflegeprobleme:*** Mangelernährung Fehlernährung Kann nicht allein essen/ trinken Kann Nahrung/Flüssigkeit nicht oral aufnehmen Kann nur passierte Kost zu sich nehmen Kann nur angedickte Kost zu sich nehmen	Vorhandene Fähigkeiten erhalten und fördern Hat ausgewogene Flüssigkeitsbilanz Hat ein angemessenes Körpergewicht/ Normalgewicht Isst und trinkt selbstständig Folgeschäden sind vermieden Hat eine gut sitzende Zahnprothese Hat Appetit Fähigkeit zur physiologischen Nahrungsaufnahme ist erhalten/ wird gefördert Nimmt in Gemeinschaft gesittet Mahlzeiten ein				***Nachmittagskaffee/Abendessen/Zwischenmahlzeiten (VÜ-abhängiger BW, der das Bett nicht verlassen kann):*** ▪ VÜ: Zusammenstellung der Speisen und Getränke ▪ VÜ: Speisen und Getränke ins Zimmer bringen ▪ VÜ: mundgerechtes Zubereiten der Speisen und Getränke ▪ VÜ: Oberkörper des BW in eine zur Nahrungsaufnahme geeignete Position hoch lagern ▪ VÜ: Anreichen einzelner Mundportionen in individueller Größe und individuellem Tempo ▪ bei Bed. VÜ: eingenommene Nahrungsmenge dokumentieren ▪ VÜ: Getränke für eine ausgewogene Flüssigkeitsaufnahme zuführen ▪ VÜ: Flüssigkeitsprotokoll führen ▪ VÜ: Reinigung von Mund/Händen/Bekleidung/ Bett nach der Mahlzeit ▪ VÜ: Tablett/Geschirr abräumen ▪ PFK stellt Medikamente bereit ▪ VÜ: Medikamente einnahmegerecht darbieten ▪ VÜ: Medikamente eingeben ▪ VÜ: nachprüfen, ob die Medikamente geschluckt wurden (und sich nicht etwa noch in einer Backentasche befinden) ▪ VÜ: BW nach Wunsch oder Plan lagern ▪ VÜ: Lagerungsplan/Mobilisationsplan/Bewegungsplan führen	

▼▼

Die 13 AEDL:
1: Kommunizieren können; **2**: Sich bewegen können; **3**: Vitale Funktionen aufrechterhalten; **4**: Sich pflegen können; **5**: Essen und Trinken können;
6: Ausscheiden können; **7**: Sich kleiden können; **8**: Ruhen und schlafen können; **9**: Sich beschäftigen können; **10**: Sich als Mann oder Frau fühlen können;
11: Für sichere Umgebung sorgen können; **12**: Soziale Bereiche des Lebens sichern können; **13**: Mit existenziellen Erfahrungen des Lebens umgehen können

Erklärungen der Kürzel bei den Maßnahmen: VÜ = volle Übernahme; **TÜ** = Teil-Übernahme; **A** = Anleiten; **B** = Beaufsichtigen; U = Unterstützen

Name:

Spätdienst

Probleme	**Ziele**	AEDL	Std. Nr.	**Uhr-zeit**	**Tagesstrukturierte Maßnahmen** ***(Fähigkeiten/Ressourcen in Klammern und Fettdruck)***	Änderung ab:
Sieht die Notwendigkeit von Essen/Trinken nicht ein Sieht die Notwendigkeit einer Diät nicht ein Sieht die Notwendigkeit einer Nahrungsmengen-begrenzung/Trinkmengen-begrenzung nicht ein Gesteigerter Appetit Hastige Nahrungs-aufnahme Appetitlosigkeit Nahrungsverweigerung Unangemessene Tischsitten					***Ernährung über PEG:*** ▪ VÜ: Anhängen der Sondennahrung/Flüssigkeit nach Ernährungsplan ▪ VÜ: Führen des Ernährungs-/Flüssigkeitsprotokoll ▪ VÜ: Nach Abschluss der Ernährung Spülen des PEG-Schlauchs, z. B. mit Tee oder Wasser	

Pflegediagnosen: Eingeschränkte Beschäftigungsfähigkeit Gefühl der Machtlosigkeit aufgrund von Selbstversorgungsdefiziten ***Pflegeprobleme:*** Teilnahmslosigkeit Antriebslosigkeit Apathie Fehlende Motivation Resignation Langeweile Schläfrigkeit Gefühl der Ohnmacht Aggressivität (auch Autoaggression)	Äußert Gefühle, Wünsche, Entscheidungen Hat Freude an Beschäftigung Kann sich selbst beschäftigen Nimmt Beschäftigungsangebote gerne an Sucht und pflegt Kontakte zu Mitmenschen Setzt eigene Fähigkeiten zur Gestaltung des Tagesablaufs ein Kann sich neue Interessen und Beschäftigungsmöglichkeiten erschließen Ist aus eigenem Antrieb kreativ Empfindet seinen Tagesablauf als sinnvoll und befriedigend			***Beschäftigung (VÜ-abhängiger BW):*** ▪ VÜ: BW nach seinen Beschäftigungswünschen fragen – **(BW kann sich zu seinen Wünschen und Bedürfnissen äußern)** – **(BW nimmt gern an Veranstaltungen teil, z. B. Gottesdienst, Kinonachmittag, Ausflug usw.)** – **(BW bekommt regelmäßig Besuch von Angehörigen, Bekannten, Besuchsdiensten usw.)** ▪ VÜ: Tageszeitung, Zeitschrift usw. bereitstellen ▪ VÜ: gewünschtes Fernsehprogramm einstellen ▪ VÜ: BW zu Beschäftigungsangeboten des Hauses begleiten und transportieren)		
Pflegediagnosen: Obstipation Diarrhoe Stuhlinkontinenz Harninkontinenz Selbstversorgungsdefizit bei der Ausscheidung	Vorhandene Fähigkeiten sind erhalten und gefördert Intakte Haut Physiologische, schmerzfreie Harn- und Stuhlentleerung Nimmt genügend Flüssigkeit zu sich			***Ausscheidung im Bett (VÜ-abhängiger BW, der das Bett nicht verlassen kann):*** ▪ VÜ: Bettschieber platzieren – **(BW kann noch etwas mithelfen durch Heben des Gesäßes)** ▪ VÜ: Urinflasche anlegen ▪ VÜ: Inkontinenzeinlage/Inkontinenzhose wechseln ▪ VÜ: Reinigung des Intim- und Analbereichs nach Miktion/ Defäkation		

▶▶

Die 13 AEDL:
1: Kommunizieren können; **2**: Sich bewegen können; **3**: Vitale Funktionen aufrechterhalten; **4**: Sich pflegen können; **5**: Essen und Trinken können; **6**: Ausscheiden können; **7**: Sich kleiden können; **8**: Ruhen und schlafen können; **9**: Sich beschäftigen können; **10**: Sich als Mann oder Frau fühlen können; **11**: Für sichere Umgebung sorgen können; **12**: Soziale Bereiche des Lebens sichern können; **13**: Mit existenziellen Erfahrungen des Lebens umgehen können

Erklärungen der Kürzel bei den Maßnahmen: VÜ = volle Übernahme; **TÜ** = Teil-Übernahme; **A** = Anleiten; **B** = Beaufsichtigen; U = Unterstützen

Name:

Spätdienst						
Probleme	**Ziele**	AEDL	Std. Nr.	**Uhr-zeit**	**Tagesstrukturierte Maßnahmen** ***(Fähigkeiten/Ressourcen in Klammern und Fettdruck)***	Änderung ab:
Pflegeprobleme: Urininkontinenz Tröpfcheninkontinenz Stressinkontinenz Stuhlinkontinenz Harn- u. Stuhlinkontinenz Dauerkatheter Colostoma Nierenfistel Obstipation, Koprostase (Kotsteine) Schmerzen bei der Urin-/Stuhlausscheidung Häufiges Wasserlassen (Polyurie), häufiges nächtliches Wasserlassen (Nykturie) Imperativer Harn-/Stuhldrang (plötzlicher und fordernder Harn-/Stuhldrang) Toilette kann nicht selbstständig erreicht werden Unverträglichkeit der eingesetzte Hilfsmittel (z. B. Hautirritationen) Mangelnde Akzeptanz der eingesetzten Hilfsmittel	Nimmt genügend ballaststoffreiche Nahrung zu sich Vermeidet unverträgliche Nahrungsmittel Hat ausreichend Bewegung Hat feste Stuhlgang-gewohnheiten Dauerkatheter ist entfernt Infektionen sind vermieden Benötigt keine/geringe Dosen an Abführmitteln Vorhandene Fähigkeiten sind erhalten/gefördert Sicherheit in der Gemeinschaft/Selbstachtung ist erhalten Akzeptiert Pflegemaßnahmen				▪ VÜ: Urinbeutel entleeren ▪ VÜ: bei Bedarf Urinbeutel wechseln ▪ VÜ: bei Bedarf Urinmenge protokollieren	

Pflegediagnosen: Eingeschränkte Beweglichkeit Kraftlosigkeit Hautschädigung Selbstversorgungsdefizit bei der Haut- und Körperpflege Selbstversorgungsdefizit beim An- und Auskleiden ***Pflegeprobleme:*** Legt Wert auf Pflegehilfe durch gleichgeschlechtliche Person Kann Grundpflege überhaupt nicht durchführen Kann Körperwäsche nicht allein durchführen Kann Mund-/Zahn(prothesen)pflege nicht allein durchführen Kann Haarpflege nicht allein durchführen Kann Finger-/Zehennagelpflege nicht allein durchführen	Vorhandene Schamgefühle sind beachtet Intakte Haut/Schleimhaut Ist gepflegt und fühlt sich wohl Sieht die Notwendigkeit der (vermehrten) Körperpflege ein Hat intakte Mundhöhle Hat saubere, intakte Prothese Hat gepflegte Fuß- und Fingernägel Trägt angemessene und gepflegte Kleidung Sieht die Notwendigkeit angemessener Bekleidung ein Kann mit Hilfsmitteln (z. B. Knöpfen) umgehen Kann sich mit Unterstützung selbst kleiden Bekleidungsmaterialen sind dem Hautzustand angemessen Ist gepflegt und hat ein würdiges Aussehen				***Abendtoilette*** ***(VÜ-abhängiger BW, der das Bett nicht verlassen kann):*** – **(BW kann mithelfen, z. B. durch Heben des Gesäßes, Drehen auf die Seite usw.)** – **(BW kann (teilweise) mithelfen, z. B. bei dem Anziehen der Nachtbekleidung)** – **(BW kann möglicher Wünsche, Bedürfnisse, Schmerzen usw. verbal, nonverbal, z. B. durch Gestik, Mimik usw. äußern)** ▪ VÜ: Bekleidung für die Nacht bereitlegen ▪ VÜ: Waschwasser und Waschutensilien neben dem Bett bereitstellen ▪ VÜ: Oberkörper entkleiden ▪ VÜ: Wäsche von Händen und Gesicht ▪ VÜ: Körper mit Körperlotion eincremen, bzw. Produkten nach Wahl, bzw. nach ärztlicher Anordnung ▪ VÜ: Oberkörper ankleiden ▪ VÜ: bei Bed. Waschwasser wechseln ▪ VÜ: Unterkörper entkleiden ▪ VÜ: Wäsche von Intimbereich und Gesäß ▪ VÜ: Unterkörper ankleiden ▪ VÜ: Versorgung mit Inkontinenzeinlage ▪ VÜ: Haare kämmen ▪ VÜ: Kosmetische Maßnahmen, z. B. Nacht-Gesichtscremes usw.	

▶▶

Die 13 AEDL:
1: Kommunizieren können; **2:** Sich bewegen können; **3:** Vitale Funktionen aufrechterhalten; **4:** Sich pflegen können; **5:** Essen und Trinken können;
6: Ausscheiden können; **7:** Sich kleiden können; **8:** Ruhen und schlafen können; **9:** Sich beschäftigen können; **10:** Sich als Mann oder Frau fühlen können;
11: Für sichere Umgebung sorgen können; **12:** Soziale Bereiche des Lebens sichern können; **13:** Mit existenziellen Erfahrungen des Lebens umgehen können

Erklärungen der Kürzel bei den Maßnahmen: VÜ = volle Übernahme; **TÜ** = Teil-Übernahme; **A** = Anleiten; **B** = Beaufsichtigen; U = Unterstützen

Name:

Spätdienst						
Probleme	**Ziele**	AEDL	Std. Nr.	**Uhr-zeit**	**Tagesstrukturierte Maßnahmen** ***(Fähigkeiten/Ressourcen in Klammern und Fettdruck)***	Änderung ab:
Kann sich nicht allein duschen/baden Hautzustand: Dünne Haut, trockene Haut, Pergamenthaut, Schuppenbildung, Blasenbildung, Juckreiz, Dekubitus usw. Schwitzt leicht Friert leicht Unverträglichkeits-erscheinungen (z. B. auf Pflegemittel) Kann sich nicht alleine an- und ausziehen (z. B. aufgrund von Kontrakturen, Lähmung, Desorientiertheit, Blindheit, schlechter Allgemeinzustand) Notwendigkeit der Körperpflege wird nicht eingesehen Notwendigkeit des Wäschewechsels wird nicht eingesehen					***Mundpflege/Prothesenpflege:*** ▪ VÜ: Vorbereiten des Mundpflegesets ▪ VÜ: Mund- und Zahn(prothesen)pflege ▪ VÜ: spezielle Mundpflege z. B. Mundhöhle feucht halten (Butter), Beläge entfernen usw. ▪ VÜ: Lippenpflege	

Pflegediagnosen: Eingeschränkte Beweglichkeit Kraftlosigkeit ***Pflegeprobleme:*** Bewegungen sind erschwert/unsicher/ verlangsamt Kraftlosigkeit Sturzgefahr Kann nicht allein/ überhaupt nicht gehen, stehen, sitzen, Treppen steigen Kann nicht/nicht allein ausstehen und zu Bett gehen Bettlägerigkeit: kann Lage im Bett nicht/nur teilweise selbstständig verändern Eingeschränkte Gelenkbeweglichkeit/ Kontrakturen Gesteigerter Bewegungsdrang Bewegungsarmut/ Bewegungsmangel Koordinationsstörungen Gleichgewichtsstörungen Muskuläre Schwäche Schmerzen bei Bewegungen	Vorhandene Fähigkeit der Beweglichkeit ist erhalten und gefördert Geht sicher und angstfrei Sitzt/steht/geht mit Hilfe Liegt bequem, hat keinen Dekubitus, Kontrakturen, Thrombose, Pneumonie usw. Hilfe/Hilfsmittel sind akzeptiert Führt Transfers mit Hilfe bzw. mit Hilfsmitteln/ selbstständig durch Kann angestrebte Örtlichkeiten (z. B. Toilette, Veranstaltungen, Speiseraum) mit Hilfe bzw. mit Hilfsmitteln/ selbstständig aufsuchen Schmerzen sind gelindert bzw. Schmerzfreiheit				***Mobilisation zur/Vorbereitung der Nachtruhe (VÜ-abhängiger BW, der das Bett nicht verlassen kann):*** ▪ VÜ: BW auf den Rücken lagern ▪ VÜ: BW in Richtung Kopfende verlagern		

▶▶

Die 13 AEDL:
1: Kommunizieren können; **2:** Sich bewegen können; **3:** Vitale Funktionen aufrechterhalten; **4:** Sich pflegen können; **5:** Essen und Trinken können;
6: Ausscheiden können; **7:** Sich kleiden können; **8:** Ruhen und schlafen können; **9:** Sich beschäftigen können; **10:** Sich als Mann oder Frau fühlen können;
11: Für sichere Umgebung sorgen können; **12:** Soziale Bereiche des Lebens sichern können; **13:** Mit existenziellen Erfahrungen des Lebens umgehen können

Erklärungen der Kürzel bei den Maßnahmen: VÜ = volle Übernahme; **TÜ** = Teil-Übernahme; **A** = Anleiten; **B** = Beaufsichtigen; U = Unterstützen

Name:

Spätdienst

Probleme	Ziele	AEDL	Std. Nr.	Uhrzeit	Tagesstrukturierte Maßnahmen *(Fähigkeiten/Ressourcen in Klammern und Fettdruck)*	Änderung ab:
Pflegeprobleme: Kann Zimmer/Einrichtung nicht selbstständig in Ordnung halten	Vorhandene Fähigkeiten erhalten und fördern Geordnetes, sicheres Wohnumfeld Fühlt sich wohl in der Umgebung				***Sonstige, die Nachtruhe vorbereitende Maßnahmen:*** ▪ Glocke in Griffweite platzieren ▪ Getränke bereitstellen ▪ trinken lassen ▪ Getränk eingeben ▪ Fixierungen anlegen und überprüfen, wo erforderlich, z. B. Gurt, Bettgitter usw. ▪ Nachtmedikation verabreichen ▪ Zwischenmahlzeit verabreichen ▪ Urinbeutel kontrollieren und evtl. leeren ▪ Fernsehgerät ein- oder ausschalten, je nach Bedürfnis des BW ▪ Heizung hoch- oder runterdrehen, je nach Bedürfnis des BW ▪ Rollos herunterlassen ▪ Vorhänge vorziehen ▪ Nachtlicht einschalten ▪ Radio ein- oder ausschalten, je nach Bedürfnis des BW	

Die 13 AEDL:
1: Kommunizieren können; **2**: Sich bewegen können; **3**: Vitale Funktionen aufrechterhalten; **4**: Sich pflegen können; **5**: Essen und Trinken können; **6**: Ausscheiden können; **7**: Sich kleiden können; **8**: Ruhen und schlafen können; **9**: Sich beschäftigen können; **10**: Sich als Mann oder Frau fühlen können; **11**: Für sichere Umgebung sorgen können; **12**: Soziale Bereiche des Lebens sichern können; **13**: Mit existenziellen Erfahrungen des Lebens umgehen können

Erklärungen der Kürzel bei den Maßnahmen: **VÜ** = volle Übernahme; **TÜ** = Teil-Übernahme; **A** = Anleiten; **B** = Beaufsichtigen; U = Unterstützen

Name:

Nachtdienst						
Probleme	**Ziele**	AEDL	Std. Nr.	**Uhr-zeit**	**Tagesstrukturierte Maßnahmen** ***(Fähigkeiten/Ressourcen in Klammern und Fettdruck)***	Änderung ab:
Pflegediagnosen: Eingeschränkte Beweglichkeit Schlafstörungen Stuhlinkontinenz Harninkontinenz	Vorhandene Fähigkeiten sind erhalten und gefördert Intakte Haut Physiologische, schmerzfreie Harn- und Stuhlentleerung Nimmt genügend Flüssigkeit zu sich				***Kontrollgang:*** • Medikamente eingeben • trinken lassen • Getränke bereitstellen • Getränk eingeben • Trinkmengenprotokoll führen • Inkontinenzeinlage wechseln • Inkontinenzeinlage wiegen • Urinflasche anreichen/anlegen • Bettschieber • Intimpflege durchführen • Wäsche wechseln • Fixierung kontrollieren • kontrollieren, ob Glocke in Griffweite • lagern • Lagerungsprotokoll führen • zur Toilette führen • Sondenernährung anhängen • Urinbeutel kontrollieren und bei Bed. Leeren ***Ernährung über PEG:*** • VÜ: Anhängen der Sondennahrung/Flüssigkeit nach Ernährungsplan • VÜ: Führen des Ernährungs-/Flüssigkeitsprotokoll • VÜ: Nach Abschluss der Ernährung Spülen des PEG-Schlauchs, z. B. mit Tee oder Wasser	

Die 13 AEDL:
1: Kommunizieren können; **2**: Sich bewegen können; **3**: Vitale Funktionen aufrechterhalten; **4**: Sich pflegen können; **5**: Essen und Trinken können; **6**: Ausscheiden können; **7**: Sich kleiden können; **8**: Ruhen und schlafen können; **9**: Sich beschäftigen können; **10**: Sich als Mann oder Frau fühlen können; **11**: Für sichere Umgebung sorgen können; **12**: Soziale Bereiche des Lebens sichern können; **13**: Mit existenziellen Erfahrungen des Lebens umgehen können

Erklärungen der Kürzel bei den Maßnahmen: **VÜ** = volle Übernahme; **TÜ** = Teil-Übernahme; **A** = Anleiten; **B** = Beaufsichtigen; U = Unterstützen

5 Muster einer ausformulierten, tagesstrukturierten Pflegeplanung

Auf den folgenden Seiten stellen wir Ihnen eine exemplarische, tagesstrukturierte Pflegeplanung vor:

Frau Sonja Sonne ist 89 Jahre alt und wohnt seit einem halben Jahr in der Pflegeeinrichtung. Sie leitet unter Altersdemenz im fortgeschrittenen Stadium und unter Herzerkrankungen. Frau Sonne ist in Pflegestufe 2 eingestuft.

Über die Vergangenheit von Frau Sonne ist nur wenig bekannt; sie selbst kann kaum Auskunft geben, und ihr einziger Angehöriger, ein Neffe, ruft nur selten an. Doch offenbar ist ihre Vergangenheit bestimmt von der Zeit des Dritten Reichs, denn sie spricht häufig von Adolf Hitler. Dabei weint sie oft, sodass die Pflegekräfte validierend reagieren müssen. Ein weiterer, wesentlicher lebensgeschichtlicher Aspekt ist, dass Frau Sonne sich nur ungern von männlichen Pflegekräften versorgt lässt.

Ihr körperlicher und geistiger Zustand erfordert eine relativ aufwändige Pflege, die sich vor allem auf Ernährung, Sturzgefährdung und den bereits angedeuteten seelischen Zustand konzentrieren muss. Daneben ist natürlich noch bei weiteren Aktivitäten des täglichen Lebens Unterstützung angezeigt.

Name: *Sonne, Sonja*

Änderungen/Ergänzungen/Zusätze						
Probleme	**Ziele**	AEDL	Std. Nr.	**Uhrzeit**	**Tagesstrukturierte Maßnahmen mit Fähigkeiten/Ressourcen**	Änderung ab:

Erstellt am: von (Unterschrift):	Überarbeitet am von (Unterschrift):	Überprüft am (Datum/Hz.):	Überprüft am (Datum/Hz.):	Überprüft am (Datum/Hz.):	Überprüft am (Datum/Hz.):

Weitere Dokumentation (bitte ankreuzen, wo zutreffend):

- ❑ Sturz
- ❑ Diabetes
- ❑ Enterale Ernährung
- ❑ Orale Ernährung
- ❑ Flüssigkeitsaufnahme
- ❑ Bewegungsnachweis/Lagerung
- ❑ Wundbeobachtung/-behandlung
- ❑ Pflegestandards
- ❑ Sonstige: ____________________

Name: ***Sonne, Sonja***

Medizinische Diagnosen	Tägliche Besonderheiten und Notwendigkeiten, die zusätzlich zu den regelmäßigen Maßnahmen zu beachten sind		Ände-rungen
• Altersdemenz	• BW hat Betreuer		
• Absolute Arrhythmie bei Vorhofflimmern	• Wenn möglich, gleichgeschlechtliche Pflege sicher stellen		
	• Lebt viel in der Vergangenheit im Bezug auf Hitler		
• Pupillendifferenz	• Sturzgefährdet		
	• BW bekommt hochkalorische Nahrung zu jeder Mahlzeit		
	• BW lehnt Fernsehen ab		
	• Räumt gern auf dem Tisch herum		
	Wöchentlich regelmäßig durchzuführende Maßnahmen	**Monatlich oder länger regelmäßig durchzuführende Maßnahmen**	
	• Duschen oder Baden	• Braden-Skala	
	• Nagelpflege	• Fußpflege	
	• Haarwäsche	• Friseur	
	• Gewichtskontrolle		

Die 13 AEDL:
1: Kommunizieren können; **2:** Sich bewegen können; **3:** Vitale Funktionen aufrechterhalten; **4:** Sich pflegen können; **5:** Essen und Trinken können;
6: Ausscheiden können; **7:** Sich kleiden können; **8:** Ruhen und schlafen können; **9:** Sich beschäftigen können; **10:** Sich als Mann oder Frau fühlen können;
11: Für sichere Umgebung scrgen können; **12:** Soziale Bereiche des Lebens sichern können; **13:** Mit existenziellen Erfahrungen des Lebens umgehen können

Erklärungen der Kürzel bei den Maßnahmen: **VÜ** = volle Übernahme; **TÜ** = Teil-Übernahme; **A** = Anleiten; **B** = Beaufsichtigen; U = Unterstützen

Name: **Sonne, Sonja**

Frühdienst						
Probleme	**Ziele**	AEDL	Std. Nr.	**Uhr-zeit**	**Tagesstrukturierte Maßnahmen** ***(Fähigkeiten/Ressourcen in Klammern und Fettdruck)***	Änderung ab:
Pflegediagnose: Orientierungsstörung ***Pflegeproblem:*** BW ist desorientiert zeitlich, örtlich, situativ, zur Person teilweise	Findet sich im sicheren Umfeld zurecht Empfindet Tagesablauf als geordnet und sinnvoll	1			***Begrüßung:*** • Orientierungshilfen geben: Wochentag, Datum, Uhrzeit, evtl. Feiertag, Beginn einer Jahreszeit usw. • Deutlich sprechen	
Pflegediagnose: Stuhlinkontinenz Harninkontinenz Selbstversorgungsdefizit bei der Haut- und Körperpflege Selbstversorgungsdefizit beim An- und Auskleiden Sturzgefahr, weil Orientierungslosigkeit zu motorischer Unsicherheit führt Kann sich nicht ohne Hilfe baden/duschen Bewegungsstörungen Antriebsarmut	Vorhandene Fähigkeit sind erhalten und gefördert Geregelte Darm und Blasenentleerung Intakte Haut bleibt erhalten BW fühlt sich wohl und gepflegt Stürze sind vermieden BW vertraut Umgebung und Personal	1, 2, 4, 6, 7, 11		8:00	***Morgentoilette:*** • A/B/U Mobilisation aus dem Bett • VÜ geschlossene Hausschuhe anziehen • Wenn möglich gleichgeschlechtliche Pflege sicherstellen • A/B/U in die Toilette begleiten/Toilettentraining • VÜ: für sicheres Sitzen sorgen, Halterungen, Anwesenheit der Pflegekraft ist nötig • **(BW kann selbstständig sitzen bleiben)** • **(BW meldet sich nach Miktion = Wasserlassen/ Defäkation = Stuhlgang)** • A/B/U oder TÜ: Reinigung des Intim- und Analbereichs nach Miktion/Defäkation • BW auffordern, sich zum Waschbecken zu begeben **(BW kann unter A/B/U von Toilette zum Waschbecken gehen)** • **(BW möchte im Stehen gewaschen werden)**	

					• A/B/U oder TÜ: Oberkörper entkleiden – **(BW kann je nach AZ teilweise Ihren Oberkörper selbst entkleiden)** – **(BW kann Hände, Arme, Gesicht, vorderen Oberkörper je nach AZ und unter A/B/U teilweise selbst waschen)** – **VÜ: Rücken wird durch PK übernommen** • TÜ: Oberkörper mit Körperlotion eincremen **(BW kann Arme unten und Gesicht unter A/B/U selbst eincremen)** • TÜ: Oberkörper ankleiden durch PK • **(BW kann seine Bekleidung selbst aussuchen)** • **(BW kann mithelfen, je nach AZ)** • VÜ: Unterkörper entkleiden • **(BW hält sich am Waschbecken und an den Haltegriffen fest)** – **(BW kann mithelfen, z. B. durch Herunterziehen der Unterwäsche)** • VÜ: Wäsche von Beinen, Füßen, Intimbereich, Gesäß • **(BW kann sich am Waschbeckenrand festhalten)** • VÜ: Unterkörper mit Körperlotion eincremen • VÜ: Unterkörper ankleiden • **(BW kann (teilweise) mithelfen, z. B. durch Hochziehen der Unterwäsche)** • VÜ: Versorgung mit Inkontinenzeinlage	

▶▶

Die 13 AEDL:
1: Kommunizieren können; **2:** Sich bewegen können; **3:** Vitale Funktionen aufrechterhalten; **4:** Sich pflegen können; **5:** Essen und Trinken können;
6: Ausscheiden können; **7:** Sich kleiden können; **8:** Ruhen und schlafen können; **9:** Sich beschäftigen können; **10:** Sich als Mann oder Frau fühlen können;
11: Für sichere Umgebung sorgen können; **12:** Soziale Bereiche des Lebens sichern können; **13:** Mit existenziellen Erfahrungen des Lebens umgehen können

Erklärungen der Kürzel bei den Maßnahmen: VÜ = volle Übernahme; **TÜ** = Teil-Übernahme; **A** = Anleiten; **B** = Beaufsichtigen; U = Unterstützen

Name: *Sonne, Sonja*

Frühdienst

Probleme	Ziele	AEDL	Std. Nr.	Uhr-zeit	Tagesstrukturierte Maßnahmen *(Fähigkeiten/Ressourcen in Klammern und Fettdruck)*	Änderung ab:
BW kann Zahnpflege nicht allein ausführen	Intakte Mundschleimhaut, saubere Zahnprothese				***Mundpflege:*** • VÜ: Prothesenpflege • VÜ: Bereitstellen der Mundpflegeutensilien • **(Unter ABU kann BW Mundpflege teilweise alleine ausführen)** • TÜ: Haare kämmen • **(Unter A/B/U kann BW seine Haare vorne selbst Kämmen)** • Wenn Parfüms vorhanden werden sie benutzt **(BW freut sich, wenn sie gut duftet)** • **(BW kann je nach AZ ihre Wünsche und Bedürfnisse äußern)** • Orientierungshilfen bereitstellen (Wege, Farben, Bilder, Uhr, Kalender), geduldig den Weg weisen ***Hauswirtschaftliche Maßnahmen:*** • Zimmer lüften • Jalousien hochziehen/hochkurbeln • Vorhänge öffnen • Bett machen • bei Bed. Bett beziehen • Müllbeutel wechseln • Handtücher und Waschlappen wechseln • Flächen-/Wischdesinfektion nach Desinfektionsplan	

BW kann Frühstück nicht allein vor- und zubereiten BW kann aufgrund ihrer Demenz nur unter Anleitung essen und trinken Lehnt essen und trinken ab Gewichtsverlust	Kontakte zu der Gemeinschaft sind erhalten und gefördert Vorhandene Fähigkeit sind erhalten und gefördert Isst und trinkt mit Appetit Jetziges Körpergewicht erhalten und wenn möglich erhöhen BW hat ausgewogene Flüssigkeitsbilanz Medikamenteneinnahme gewährleistet	1, 2, 3, 5, 9, 11, 12	1.14	8:30	***Frühstück:*** • A/B/U: BW in den Speisesaal begleiten • A/B/U: BW zum Sitzen verhelfen • **(BW möchte an ihrem gewohnten Platz sitzen)** • **(BW kann in Begleitung selbstständig laufen)** • BW nach Wünschen bzgl. Essen und Trinken fragen • **(BW isst gerne Süßspeisen, äußert entsprechende Wünsche)** • BW bekommt hochkalorische Nahrung zu jeder Mahlzeit • VÜ: Servieren der ausgewählten Speisen und Getränke am Platz des BW • A/B/U oder TÜ: mundgerechtes Anrichten von Essen und Getränken • **(BW möchte Zucker selbst in den Kaffee rühren)** • TÜ: bei Bed. Nahrung anreichen • **(BW kann selbstständig essen und trinken je nach AZ unter A/B/U)** • VÜ: eingenommene Nahrungsmenge dokumentieren • VÜ: auf ausgewogene Flüssigkeitsaufnahme achten und dokumentieren • **(BW trinkt selbstständig, wenn sie daran erinnert wird)** • A/B/U: Reinigung von Mund/Händen/Bekleidung nach der Mahlzeit • **(BW kann mithelfen, z. B. indem sie die Hände selbst reinigen kann)** • VÜ: PFK stellt Medikamente bereit • VÜ: Aufsicht über die Medikamenteneinnahme durch PFK • **(BW nimmt bereitwillig die Medikamente ein)** • VÜ: Zwischenmahlzeit anreichen, i.-d.-R. Joghurt • A/B/U: BW in ihr Zimmer zurück begleiten • **(BW äußert entsprechende Wünsche)**		

▶▶

Die 13 AEDL:
1: Kommunizieren können; **2**: Sich bewegen können; **3**: Vitale Funktionen aufrechterhalten; **4**: Sich pflegen können; **5**: Essen und Trinken können;
6: Ausscheiden können; **7**: Sich kleiden können; **8**: Ruhen und schlafen können; **9**: Sich beschäftigen können; **10**: Sich als Mann oder Frau fühlen können;
11: Für sichere Umgebung sorgen können; **12**: Soziale Bereiche des Lebens sichern können; **13**: Mit existenziellen Erfahrungen des Lebens umgehen können

Erklärungen der Kürzel bei den Maßnahmen: VÜ = volle Übernahme; **TÜ** = Teil-Übernahme; **A** = Anleiten; **B** = Beaufsichtigen; U = Unterstützen

Name: **Sonne, Sonja**

Frühdienst						
Probleme	**Ziele**	AEDL	Std. Nr.	**Uhr-zeit**	**Tagesstrukturierte Maßnahmen** ***(Fähigkeiten/Ressourcen in Klammern und Fettdruck)***	Änderung ab:
Pflegediagnose: Stuhlinkontinenz Harninkontinenz Selbstversorgungsdefizit bei der Ausscheidung	Fühlt sich wohl und ist gepflegt			10:00	***Toilettentraining:*** • TÜ: zum Sitzen auf Toilette verhelfen • VÜ: für sicheres Sitzen sorgen durch Anwesenheit der Pflegekraft, – **(BW kann selbstständig sitzen bleiben)** – **(BW meldet sich nach Miktion = Wasserlassen/ Defäkation = Stuhlgang)** • TÜ: Reinigung des Intim- und Analbereichs nach Miktion/Defäkation • VÜ: Inkontinenzeinlage versorgen	
Kann ihren Tagesablauf nicht mehr allein gestalten	Kontakte aufrecht erhalten Erfährt Zuwendung und Aufmerksamkeit Vorhandene Fähigkeit sind erhalten und gefördert	1, 9, 12		10:15 10:45	• **(BW legt sich gern nach dem Frühstück ins Bett)** • **(BW will ihre Ruhe und nicht gestört werden)** • VÜ: BW fragen, ob Sie an Beschäftigungsangebot teilnehmen möchte • **(Neffe ruft manchmal an, um mit BW zu sprechen)** • **BW beschäftigt sich gerne mit Putzarbeiten: reinigt gerne den Tisch mit bereitgestellten Putzutensilien)** • **BW lebt viel in der Vergangenheit (spricht viel vom Krieg)** • **VÜ: sich auf das Gespräch einlassen (Validation)** • Lehnt Fernsehen ab	

BW kann Frühstück nicht allein vor- und zubereiten BW kann aufgrund Ihrer Demenz nur unter Anleitung essen und trinken Lehnt essen und trinken ab Gewichtsverlust	Vorhandene Fähigkeit sind erhalten und gefördert BW isst und trinkt mit Appetit BW hat ausgewogene Flüssigkeitsbilanz Jetziges Körpergewicht erhalten und wenn möglich erhöhen	1, 2, 3, 5, 9, 11, 12	1.14	12:00	• A/B/U: BW in den Speisesaal begleiten • A/B/U: BW zum Sitzen verhelfen • **(BW möchte an ihrem gewohnten Platz sitzen)** • **(BW kann in Begleitung selbstständig laufen)** • BW nach Wünschen bzgl. Essen und Trinken fragen • VÜ: Servieren der ausgewählten Speisen und Getränke am Platz des BW • TÜ: bei Bed. Nahrung anreichen • A/B/U oder TÜ: mundgerechtes Anrichten von Essen und Getränken • **(BW kann selbstständig essen und trinken je nach AZ unter A/B/U)** • VÜ: eingenommene Nahrungsmenge dokumentieren • A/B/U oder TÜ: auf ausgewogene Flüssigkeitsaufnahme achten und Dokumentieren • **(BW trinkt selbstständig, wenn sie daran erinnert wird)** • A/B/U: Reinigung von Mund/Händen/Bekleidung nach der Mahlzeit • **(BW kann mithelfen, z. B. indem sie die Hände selbst reinigen kann)** • VÜ: PFK stellt Medikamente bereit • VÜ: Aufsicht über die Medikamenteneinnahme durch PFK • **(BW nimmt bereitwillig die Medikamente ein)** • BW möchte wieder ins Zimmer gebracht werden oder geht selbstständig je nach AZ • **(BW geht nach dem Mittagessen je nach AZ auf den Gang spazieren oder legt sich ins Bett)**		

▼▼

Die 13 AEDL:
1: Kommunizieren können; **2**: Sich bewegen können; **3**: Vitale Funktionen aufrechterhalten; **4**: Sich pflegen können; **5**: Essen und Trinken können; **6**: Ausscheiden können; **7**: Sich kleiden können; **8**: Ruhen und schlafen können; **9**: Sich beschäftigen können; **10**: Sich als Mann oder Frau fühlen können; **11**: Für sichere Umgebung sorgen können; **12**: Soziale Bereiche des Lebens sichern können; **13**: Mit existenziellen Erfahrungen des Lebens umgehen können

Erklärungen der Kürzel bei den Maßnahmen: VÜ = volle Übernahme; **TÜ** = Teil-Übernahme; **A** = Anleiten; **B** = Beaufsichtigen; U = Unterstützen

Name: *Sonne, Sonja*

Frühdienst						
Probleme	**Ziele**	AEDL	Std. Nr.	**Uhr-zeit**	**Tagesstrukturierte Maßnahmen** ***(Fähigkeiten/Ressourcen in Klammern und Fettdruck)***	Änderung ab:
Pflegediagnose: Stuhlinkontinenz Harninkontinenz Selbstversorgungsdefizit bei der Ausscheidung	Fühlt sich wohl und ist gepflegt				***Toilettentraining:*** • TÜ: zum Sitzen auf Toilette verhelfen • VÜ: für sicheres Sitzen sorgen durch Anwesenheit der Pflegekraft, – **(BW kann selbstständig sitzen bleiben)** – **(BW meldet sich nach Miktion = Wasserlassen/ Defäkation = Stuhlgang)** • TÜ: Reinigung des Intim- und Analbereichs nach Miktion/ Defäkation • VÜ: Inkontinenzeinlage versorgen b. Bedarf • Getränke bereitstellen und zum Trinken auffordern und Dokumentieren	

Die 13 AEDL:
1: Kommunizieren können; **2**: Sich bewegen können; **3**: Vitale Funktionen aufrechterhalten; **4**: Sich pflegen können; **5**: Essen und Trinken können;
6: Ausscheiden können; **7**: Sich kleiden können; **8**: Ruhen und schlafen können; **9**: Sich beschäftigen können; **10**: Sich als Mann oder Frau fühlen können;
11: Für sichere Umgebung sorgen können; **12**: Soziale Bereiche des Lebens sichern können; **13**: Mit existenziellen Erfahrungen des Lebens umgehen können

Erklärungen der Kürzel bei den Maßnahmen: VÜ = volle Übernahme; **TÜ** = Teil-Übernahme; **A** = Anleiten; **B** = Beaufsichtigen; U = Unterstützen

Name: *Sonne, Sonja*

Spätdienst						
Probleme	**Ziele**	AEDL	Std. Nr.	**Uhrzeit**	**Tagesstrukturierte Maßnahmen** ***(Fähigkeiten/Ressourcen in Klammern und Fettdruck)***	Änderung ab:
BW kann Kaffee und Gebäck nicht allein vor- und zubereiten BW kann aufgrund Ihrer Demenz nur unter Anleitung essen und trinken Lehnt essen und trinken ab Gewichtsverlust	Kontakte zu anderen Bewohner sind erhalten BW isst und trinkt mit Appetit BW hat ausgewogene Flüssigkeitsbilanz Jetziges Körpergewicht erhalten und wenn möglich erhöhen	1, 2, 3, 5, 9, 11, 12	1.14	14:30	***Nachmittagskaffee:*** • A/B/U: BW in den Speisesaal begleiten • A/B/U: BW zum Sitzen verhelfen • **(BW möchte an Ihrem gewohnten Platz sitzen)** • **(BW kann in Begleitung selbstständig laufen)** • BW nach Wünschen bzgl. Essen und Trinken fragen • **(BW isst gerne Süßspeisen, äußert entsprechende Wünsche)** • BW bekommt hochkalorische Nahrung zu jeder Mahlzeit • VÜ: Servieren des Kaffee und Gebäck als auch Getränke am Platz des BW • A/B/U oder TÜ: mundgerechtes Anrichten von Essen und Getränken • **(BW möchte Zucker selbst in den Kaffee rühren)** • TÜ: bei Bed. Nahrung anreichen • **(BW kann selbstständig essen und trinken je nach AZ unter A/B/U)** • VÜ: eingenommene Nahrungsmenge dokumentieren • VÜ: auf ausgewogene Flüssigkeitsaufnahme achten und Dokumentieren • **(BW trinkt selbstständig, wenn sie daran erinnert wird)** • A/B/U: Reinigung von Mund/Händen/Bekleidung nach der Mahlzeit	

▶▶

Die 13 AEDL:
1: Kommunizieren können; **2**: Sich bewegen können; **3**: Vitale Funktionen aufrechterhalten; **4**: Sich pflegen können; **5**: Essen und Trinken können;
6: Ausscheiden können; **7**: Sich kleiden können; **8**: Ruhen und schlafen können; **9**: Sich beschäftigen können; **10**: Sich als Mann oder Frau fühlen können;
11: Für sichere Umgebung sorgen können; **12**: Soziale Bereiche des Lebens sichern können; **13**: Mit existenziellen Erfahrungen des Lebens umgehen können

Erklärungen der Kürzel bei den Maßnahmen: VÜ = volle Übernahme; **TÜ** = Teil-Übernahme; **A** = Anleiten; **B** = Beaufsichtigen; U = Unterstützen

Name: Sonne, Sonja

Spätdienst						
Probleme	**Ziele**	AEDL	Std. Nr.	**Uhr-zeit**	**Tagesstrukturierte Maßnahmen** ***(Fähigkeiten/Ressourcen in Klammern und Fettdruck)***	Änderung ab:
Pflegediagnose: Stuhlinkontinenz Harninkontinenz Selbstversorgungsdefizit bei der Ausscheidung	Fühlt sich wohl und gepflegt Intakte Haut			15:00	• (BW kann mithelfen, z. B. indem sie die Hände selbst reinigen kann) • VÜ: Reichen von Joghurt • BW möchte wieder ins Zimmer gebracht werden oder geht selbstständig je nach AZ ***Toilettentraining:*** • TÜ: zum Sitzen auf Toilette verhelfen • VÜ: für sicheres Sitzen sorgen durch Anwesenheit der Pflegekraft, – **(BW kann selbstständig sitzen bleiben)** – **(BW meldet sich nach Miktion = Wasserlassen/ Defäkation = Stuhlgang)** • TÜ: Reinigung des Intim- und Analbereichs nach Miktion/ Defäkation • VÜ: Inkontinenzeinlage versorgen	
Kann ihren Tagesablauf nicht mehr allein gestalten	Kontakte aufrecht erhalten Erfährt Zuwendung und Aufmerksamkeit	1, 9, 12		16:00	• **(BW legt sich gern nach dem Frühstück ins Bett)** • **(BW will ihre Ruhe und nicht gestört werden)** • VÜ: BW fragen ob Sie an Beschäftigungsangebot teilnehmen möchte • **(Neffe ruft manchmal an, um mit BW zu sprechen)** • **BW beschäftigt sich gern mit Putzarbeiten: reinigt gern den Tisch mit bereitgestelltem Putzutensilien)** • **BW lebt viel in der Vergangenheit (spricht viel vom Krieg)** • **VÜ: sich auf das Gespräch einlassen** (Validation) • Lehnt Fernsehen ab	

BW kann Abendessen nicht allein vor- und zubereiten BW kann aufgrund Ihrer Demenz nur unter Anleitung essen und trinken Lehnt essen und trinken ab Gewichtsverlust	BW ist ausreichend ernährt BW hat ausgewogene Flüssigkeitsbilanz Medikamenteneinnahme gewährleistet	1, 2, 3, 5, 9, 11, 12	1.14	18:00	• A/B/U: BW in den Speisesaal begleiten • A/B/U: BW zum Sitzen verhelfen • **(BW möchte an ihrem gewohnten Platz sitzen)** • **(BW kann in Begleitung selbstständig laufen)** • BW nach Wünschen bzgl. Essen und Trinken fragen • VÜ: Servieren der ausgewählten Speisen und Getränke am Platz des BW • TÜ: bei Bed. Nahrung anreichen • A/B/U oder TÜ: mundgerechtes Anrichten von Essen und Getränken • **(BW kann selbstständig essen und trinken je nach AZ unter A/B/U)** • VÜ: eingenommene Nahrungsmenge dokumentieren • A/B/U oder TÜ: auf ausgewogene Flüssigkeitsaufnahme achten und Dokumentieren • **(BW trinkt selbstständig, wenn sie daran erinnert wird)** • A/B/U: Reinigung von Mund/Händen/Bekleidung nach der Mahlzeit • **(BW kann mithelfen, z. B. indem sie die Hände selbst reinigen kann)** • VÜ: PFK stellt Medikamente bereit • VÜ: Aufsicht über die Medikamenteneinnahme durch PFK • **(BW nimmt bereitwillig die Medikamente ein)** • VÜ: Reichen von Joghurt • BW möchte wieder ins Zimmer gebracht werden oder geht selbstständig je nach AZ	

▼▼

Die 13 AEDL:
1: Kommunizieren können; **2**: Sich bewegen können; **3**: Vitale Funktionen aufrechterhalten; **4**: Sich pflegen können; **5**: Essen und Trinken können;
6: Ausscheiden können; **7**: Sich kleiden können; **8**: Ruhen und schlafen können; **9**: Sich beschäftigen können; **10**: Sich als Mann oder Frau fühlen können;
11: Für sichere Umgebung so-gen können; **12**: Soziale Bereiche des Lebens sichern können; **13**: Mit existenziellen Erfahrungen des Lebens umgehen können

Erklärungen der Kürzel bei den Maßnahmen: **VÜ** = volle Übernahme; **TÜ** = Teil-Übernahme; **A** = Anleiten; **B** = Beaufsichtigen; U = Unterstützen

Name: ***Sonne, Sonja***

Spätdienst						
Probleme	**Ziele**	AEDL	Std. Nr.	**Uhrzeit**	**Tagesstrukturierte Maßnahmen** ***(Fähigkeiten/Ressourcen in Klammern und Fettdruck)***	Änderung ab:
Pflegediagnose: Stuhlinkontinenz Harninkontinenz BW kann Intimpflege nicht allein durchführen	Intakte Haut Fühlt sich wohl und gepflegt			19:30	Kleine Grundpflege ***Toilettentraining:*** • TÜ: zum Sitzen auf Toilette verhelfen • VÜ: für sicheres Sitzen sorgen durch Anwesenheit der Pflegekraft, – **(BW kann selbstständig sitzen bleiben)** – **(BW meldet sich nach Miktion = Wasserlassen/ Defäkation = Stuhlgang)** • TÜ: Reinigung des Intim- und Analbereichs nach Miktion/ Defäkation • VÜ: Inkontinenzeinlage versorgen • VÜ: Oberkörper entkleiden und Nachwäsche anziehen • VÜ: Unterkörper entkleiden durch PK • **(BW sich am Waschbecken und an den Haltegriffen festhalten)** – **(BW kann mithelfen, z. B. durch Herunterziehen der Unterwäsche)** • VÜ: Wäsche von Intimbereich, Gesäß • **(BW kann sich am Waschbeckenrand festhalten und stehen)** • VÜ: Unterkörper ankleiden • **(BW kann (teilweise) mithelfen, z. B. durch Hochziehen der Unterwäsche)** • **(BW kann ihre Nachtbekleidung selbst aussuchen)** • VÜ: Versorgung mit Inkontinenzeinlage • VÜ: Prothesenpflege • VÜ: Bereitstellen der Mundpflegeutensilien • **(Unter ABU kann BW Mundpflege teilweise allein ausführen)** • **(BW kann je nach AZ ihre Wünsche und Bedürfnisse äußern)**	

Name: ***Sonne, Sonja***

Nachtdienst						
Probleme	**Ziele**	AEDL	Std. Nr.	**Uhr-zeit**	**Tagesstrukturierte Maßnahmen** ***(Fähigkeiten/Ressourcen in Klammern und Fettdruck)***	Änderung ab:
Harn und Stuhlinkontinenz	Intakte Haut BW hat ausreichend Schlaf	1, 2, 6, 8		21:00 24:00 02:00 05:00	***Kontrollgang:*** • Bei Bedarf Inkontinenzversorgung, Intimpflege, Kleider- oder Wäschewechsel – **(BW kann teilweise durch Rufen und Benutzung der Glocke ihre Wünsche und Bedürfnisse äußern)**	

Die 13 AEDL:
1: Kommunizieren können; **2:** Sich bewegen können; **3:** Vitale Funktionen aufrechterhalten; **4:** Sich pflegen können; **5:** Essen und Trinken können; **6:** Ausscheiden können; **7:** Sich kleiden können; **8:** Ruhen und schlafen können; **9:** Sich beschäftigen können; **10:** Sich als Mann oder Frau fühlen können; **11:** Für sichere Umgebung sorgen können; **12:** Soziale Bereiche des Lebens sichern können; **13:** Mit existenziellen Erfahrungen des Lebens umgehen können

Erklärungen der Kürzel bei den Maßnahmen: VÜ = volle Übernahme; **TÜ** = Teil-Übernahme; **A** = Anleiten; **B** = Beaufsichtigen; U = Unterstützen

6 Pflegefachliche Anmerkungen

6.1 Der Pflegeprozess

»Der Pflegeprozess hat in vielen Einrichtungen immer noch nicht den Sprung von der Theorie in den pflegerischen Alltage geschafft«, schreibt *Marlies Münch* (2004, S. 23).

Wenn dem so ist, muss man die Frage nach dem Warum stellen, denn eigentlich ist der Pflegeprozess im Prinzip ganz einfach zu verstehen. Im Allgemeinen bedeutet das Wort Prozess *»Verlauf, Ablauf, Hergang, Entwicklung«* (*Münch* 2004, S. 23).

In diesem Sinne handelt jeder Mensch in seinem Alltag prozesshaft, nur ist ihm dies in der Regel nicht bewusst. Nehmen wir ein einfaches Beispiel:
Das Problem: der Magen knurrt

- *Die Fähigkeit,* ein Leberkäsbrötchen[1] (Ressource) kaufen zu können
- *Das Ziel:* Hunger genussvoll stillen
- *Der Plan:* zum Metzger gehen
- *Durchführung:* der Gang zum Metzger und der Kauf eines Leberkäsbrötchens mit nachfolgendem Verzehr
- *Evaluation* (Beurteilung): Hat mir das Leberkäsbrötchen geschmeckt, und hat es meinen Hunger gestillt?
  - Ja: Die Problemlösung Leberkäsbrötchenverzehr war erfolgreich, damit ist der Prozess abgeschlossen
  - Nein: Der Hunger besteht weiter; eine weitere Maßnahme zur Problemlösung muss geplant werden

Mit dem Pflegeprozess verhält es sich im Prinzip wie mit dem Leberkäsbrötchenprozess. Der Unterschied besteht darin, dass der Pflegeprozess überlegter und systematischer erfolgt und zudem schriftlich fixiert werden muss.

In der Literatur finden Sie den Pflegeprozess in mehreren Varianten wieder, z.B. als Sechs-Phasen-Modell nach *Fiechter* und *Meier* oder als Vier-Phasen Modell der WHO. Es gibt noch eine Vielzahl weiterer Modelle, auf die hier nicht näher eingegangen wird.

Jeder Pflegeprozess beginnt mit der Informationssammlung über den pflegebedürftigen, alten Menschen, auf den die Pflegekraft bei ihrem Erstkontakt trifft, und zu dem sie in Beziehung tritt.

---

[1] Was das ist? Nun ja, eine Art traditionelles süddeutsches Fast Food. Hat mit (Tier-)Leber nur bedingt, mit Käse gar nichts zu tun, gibt's bei jedem Metzger um die Ecke, wo man den Leberkäs' in der Regel zwischen Ober- und Unterteil eines Brötchens/einer Semmel geklemmt zur »Brotzeit« kauft. Wer's mag, mag's, wer nicht, nicht. Als Beispiel für die Funktion eines Prozesses taugt der Leberkäs' jedenfalls, unabhängig von den kulinarischen Erfahrungen, die man mit ihm gemacht haben mag.

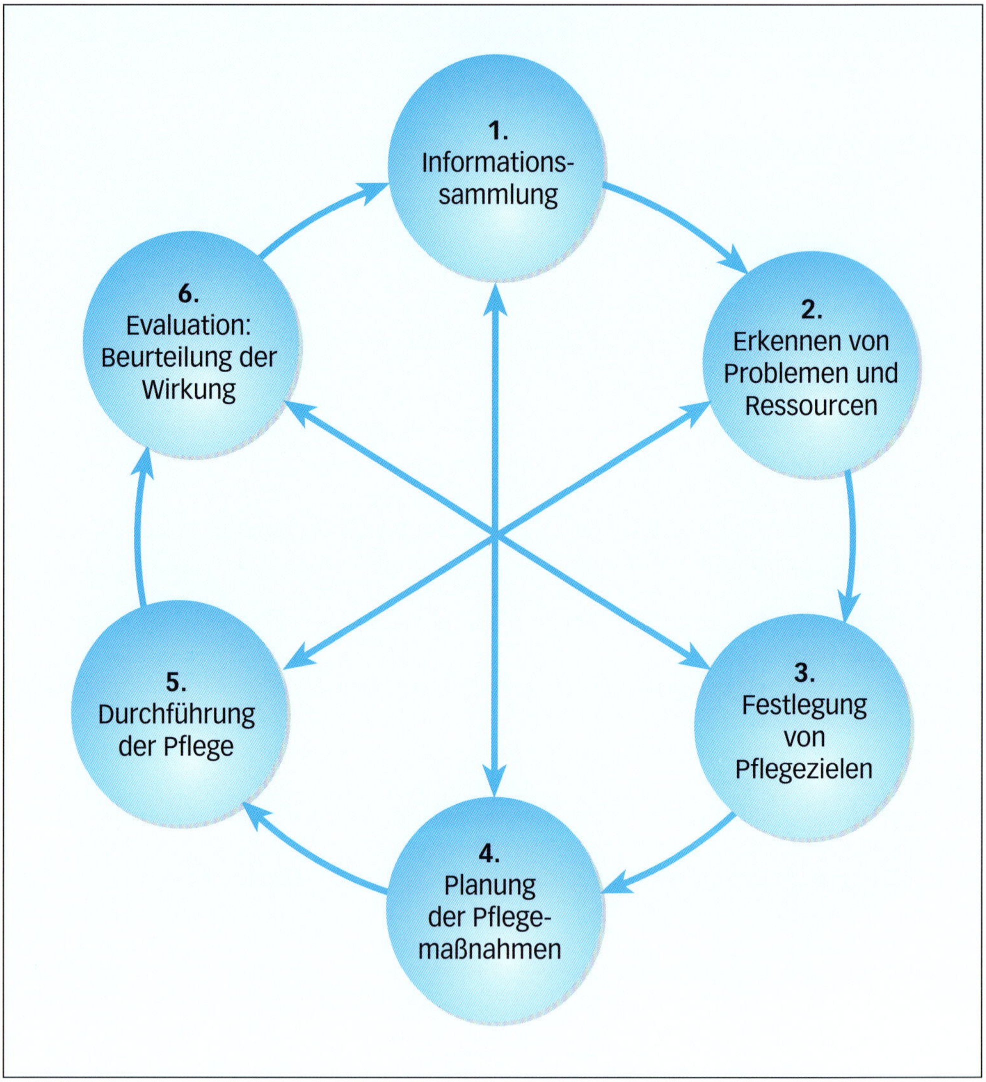

Abb. 1: Der Pflegeprozess (nach *Fiechter* und *Meier*).

Diese Informationen geben der Pflegekraft Auskunft über Pflegeprobleme und Fähigkeiten/Ressourcen, aufgrund derer sie die Ziele ihrer Pflege festlegt. Die Pflegende muss nun über Wege nachdenken, die sie zum Ziel führen: die Pflegeplanung. Mit der Durchführung der Pflegemaßnahmen schreitet sie gewissermaßen zur Tat und arbeitet gemäß ihrer Pflegeplanung. Im nächsten Schritt erfolgt die Evaluation: Die Pflegende prüft, ob sie mit ihrer Pflege die gesteckten Ziele erreicht hat. Diese Prüfung kann zu unterschiedlichen Ergebnissen führen: Je nach Ergebnis muss nun der Prozess weitergeführt oder angepasst werden. Möglicherweise kommen neue Informationen dazu; es tauchen neue Probleme auf; der Bewohner offenbart neue Ressourcen usw., sodass im Sinne eines Regelkreises der Prozess ständig weiter zuführen ist.

6.2 Der gerontopsychiatrisch veränderte Mensch

Alle demografischen Prognosen gehen davon aus, dass in der Zukunft immer mehr demenziell veränderte Menschen in Pflegeheime aufgenommen werden. Dabei wird der Anteil derer hoch sein, die unter gerontopsychiatrischen Krankheitsbildern leiden. Den Beschäftigten in Pflegeeinrichtungen werden also zunehmend profunde Kompetenzen im Umgang mit alten und psychisch kranken Menschen abverlangt.

Was aber heißt eigentlich *gerontopsychiatrisch*? *Höwler* stellt es anschaulich so dar: (*Höwler* 2000, S. 21):

Geronto-	Greis
psych-	Seelen
iatrische	heilkundemäßige
Pflege	Begleitung

»*Greisseelenheilkundemäßige Begleitung*« formuliert sie ein wenig holprig. Glatter gesprochen: Es geht um die heilende Pflege und Lebensbegleitung geistig und seelisch kranker Menschen, deren Erkrankung sich in der Regel in Verhaltenweisen zeigt, die nicht »normal« sind.

Die geistigen und seelischen Veränderungen äußern sich beispielsweise in Orientierungsstörungen bezüglich Raum, Zeit, Personen und Situationen; in der Unfähigkeit, sich selbst sinnvoll zu beschäftigen; in der Unmöglichkeit, den eigenen Tagesablauf zweckmäßig zu gestalten und in anderen Verhaltensweisen, die uns mehr oder weniger Gesunden oft unlogisch, irrational oder gar gefährlich erscheinen.

Es liegt demzufolge an den Pflegenden, durch ihre Pflegehandlungen in Gestalt eines Tagesprogramms ein Gerüst für das tägliche Leben zu erstellen, an dem sich die Pflegebedürftigen orientieren können. Ein mögliches Instrument dazu ist die tagesstrukturierte Pflegeplanung. Sie beschreibt den Tagesablauf gemäß der individuellen Bedürfnisse, Fähigkeiten, Wünsche und Probleme des pflegebedürftigen Menschen.

Konkret heißt das beispielsweise, dass in der Tagesstrukturierung beschrieben wird, dass die demenzkranke Frau Müller nach dem Frühstück ihr Putzeimerchen und ihren Putzlappen braucht, weil sie nun den Tisch reinigen muss, denn sie hat das ja auch früher schon immer so gemacht, als sie lange Jahre den Haushalt ihrer Familie versorgte.

Die tagesstrukturierte Pflegeplanung richtet sich also so weit wie irgend möglich an den Lebensgewohnheiten und noch vorhandenen Bedürfnissen und Fähigkeiten aus; somit wird deutlich, dass eine genaue Biografiearbeit unumgänglich ist (siehe dazu auch 6.3).

6.3 Die Individualität des zu pflegenden Menschen

In diesem Buch wurde die Individualität des zu pflegenden Menschen schon häufiger angesprochen, dennoch soll hier nochmals kurz davon die Rede sein.

Auch wenn ein alter Mensch zunehmend die Fähigkeit verlieren kann, seinen Alltag selbstständig und individuell zu gestalten, bedeutet das nicht, dass er Wünsche und Bedürfnisse verliert, in denen sich die Einzigartigkeit seiner Person ausdrückt. Wer das bei seiner täglichen Pflegearbeit im Kopf behält, leistet damit gewissermaßen ein gutes Stück praktischen Qualitätsmanagements.

6.4 Biografische Informationssammlung

Ein letzter Punkt, den wir aus pflegefachlicher Sicht ansprechen möchten (nachdem dies in den beiden vorangegangenen Kapiteln bereits angeklungen ist), ist die Biografiearbeit als Informationssammlung, auf deren Basis sich eine individuelle Pflege gestaltet. Denn nur wenn man als Pflegender etwas über die lebensgeschichtliche Vergangenheit des Bewohners weiß, kann man dessen Lebensäußerungen in der Gegenwart verstehen und jetzt und in Zukunft professionelle Pflege gestalten.

Das Handwerkszeug, mit dessen Hilfe die Pflegenden möglichst viel über den ihnen sich anvertrauenden Bewohner erfahren, ist die biografische Informationssammlung. Das Wort *»Werkzeug«* darf man nun nicht im Sinne eines groben Hobels verstehen, vielmehr ist von den Pflegenden besonders viel Sensibilität vonnöten, sodass sich ein wechselseitiges Vertrauensverhältnis entwickeln kann. Eine biografische Informationssammlung besteht nicht nur darin, im Gespräch den Bewohner bzw. Angehörigen oder Betreuer zu befragen (vielleicht ist ein Bewohner ja auch abgeneigt, sich über seine persönliche Vergangenheit zu offenbaren; eine solche Haltung ist natürlich zu respektieren). Darüber hinaus können aus Beobachtungen des alten Menschen, aus seinen Verhaltensweisen, seinen Gefühlsäußerung, seinen täglichen Gewohnheiten usw. Rückschlüsse auf seine Lebensgeschichte gezogen werden. Je stärker ein Mensch geistig beeinträchtigt ist, desto wichtiger werden solche Beobachtungen für die Pflege sein.

7 Schlussbemerkungen

In den vorangegangenen Ausführungen war von Pflegeprozessplanung und deren Dokumentation im weiten wie im speziellen Sinne der Tagesstrukturierung die Rede. Erfahrungsgemäß erfreuen sich diese Themen bei vielen Pflegenden nicht gerade besonderer Beliebtheit. Dennoch: Pflegeplanung und Pflegeprozessdokumentation müssen sein. Einmal, weil sie durch rechtliche Bestimmungen vorgeschrieben sind (siehe Anhang). Doch auch ohne gesetzgeberischen Zwang müsste eigentlich klar sein, dass ohne Hand-Schrift-Werk in der Pflege nichts geht.

Aus unserer Sicht lassen sich für die »Pflege am Schreibtisch« vor allem vier Gründe ins Feld führen:

- Wer schreiben will (oder: muss), muss vorher denken. Wenn man will, dass auch Andere das eigene Gedachte und Aufgeschriebene gut verstehen, muss man genau und verständlich denken und formulieren. Somit dient Schreiben auch der Genauigkeit des eigenen Denkens, bei uns in der Pflege geht es um die Genauigkeit des Nachdenkens über den Bewohner und über das, was man mit ihm und für ihn tut. Insofern kommt Schreiben dem Bewohner zugute. Anders ausgedrückt: Die Dokumentation des Pflegeprozesses ist indirekte Pflege.
- Wer schreibt, zeigt nach außen, was er gearbeitet hat. Die enormen Leistungen, die Tag für Tag von den Angehörigen der Pflege erbracht werden, würden ohne schriftliche Dokumentation wie ein laues Lüftchen verwehen, unbemerkt von Bewohnern, Angehörigen, MDK-Mitarbeitern, Forschern – und nicht zuletzt Kostenträgern, die nur das zahlen wollen, was sie schwarz auf weiß lesen können.
- Der gestrenge Gesetzgeber zwingt dazu. Einen Überblick über die entsprechenden Gesetzestexte haben wir im Anhang zusammengefasst.
- Und schließlich: Plant nicht fast jeder Mensch zumindest in Gedanken und meist auch schriftlich (im Terminkalender, im Computer, im PDA, mit dem Handy) seinen Tagesablauf? Da ist es nur logisch, dass man diese Tagesplanung besonders gründlich und systematisch vornimmt, wenn man die Verantwortung für das Leben eines anderen Menschen übernimmt.

Oft genug fühlt man sich bei der Pflegedokumentation allerdings eher an eine schulische Strafarbeit erinnert, als zu einer professionellen und effizienten Berichterstattung der eigenen Arbeit aufgefordert.

Diesen Gedanken folgt die Art der tagesstrukturierten Pflegeplanung, die wir in diesem Buch vorgestellt haben. Besonders am Herzen liegt uns eine hohe Praxistauglichkeit, die durch die Orientierung am Ablauf des Alltags vom Morgen bis zur Nacht zum Ausdruck kommt.

Unsere Version der tagesstrukturierten Pflegeplanung ist in mehreren stationären Einrichtungen seit ca. fünf Jahren im Einsatz. Die Resonanz aus der Praxis ist durchweg ermutigend. Als positiv heben die Kolleginnen und Kollegen hervor:

- Die Tagesstrukturierung ist leichter zu schreiben, weil sie sich sozusagen »am Tag entlang hangelt«.
- Neue Mitarbeiter können sich schnell einen Überblick über einen Bewohner verschaffen.
- Auszubildende und Praktikanten finden sich leichter in das tägliche Geschehen des Bewohners ein.
- Der MDK zeigt sich in der Regel sehr angetan von der präzisen, detaillierten Darstellung des tagesstrukturierten Pflegeplans.
- Die Mitarbeiter können schnell erkennen, dass Veränderungen in der Tagesstrukturierung möglicherweise eine neue Pflegeeinstufung des Bewohners in Betracht kommen lassen. Dass das in Zeiten knapper Kassen und knappen Personals kein unwesentlicher Aspekt ist, muss wohl nicht besonders betont werden.
- Die Entrümpelung der Pflegedokumentation ist einen guten Schritt vorangekommen, denn mit dem endlosen Handzeichensetzen ist Schluss.
- Die Formulierungshilfen ersparen ein manchmal etwas mühseliges Fahnden nach eigenen Worten. Zudem beschleunigt die Anordnung entlang des Tagesablaufs das Finden eines passenden Ausdrucks.
- Heimleitungen und Qualitätsbeauftragte können sich durch eine Mikrovisite einen schnellen Überblick über den Gesamtzustand des Bewohners verschaffen.

Der Pflegebericht enthält nur noch die wesentlichen Änderungen und bleibt endlich frei von Belanglosem und Überflüssigem, das schreiben zu müssen man schon immer gehasst hat (z. B. zum x-ten Mal die Feststellungen: *»Frau Müller hat gut geschlafen«, »Nichts Besonderes«).* Vor allem Nachtwachen atmen da erleichtert auf.

Literatur- und Quellenangaben

Budnik, B. (2002): Pflegeplanung – leicht gemacht. Ulm: Urban & Fischer

Bundesministerium für Gesundheit (2008): Das bringt die Pflegereform 2008. Im Internet: www.bmg.bund.de/cln_041/nn_604244/SharedDocs/Download/DE/Themenschwerpunkte/Pflegeversicherung/Das-bringt-die -Pflegeversicherung. templateld=raw,property=PublicationFile.pdf/Das-bringt-die-Pflegeversicherung.pdf [Stand 14.04.2008].

Grond, E. (2003): Pflege Demenzkranker. 2., vollständig überarbeitete Auflage. Hannover: Schlütersche

Hellmann, S. (2003): Formulierungshilfen für die Pflegeplanung nach den AEDL. Hannover: Schlütersche

Höwler, E. (2000): Gerontopsychiatrische Pflege. Lehr- und Arbeitsbuch für die Altenpflege. Hagen: Kunz

Ehmann, M.; Völkel, I. (2000): Pflegediagnosen in der Altenpflege. Ulm: Urban & Fischer

Gordon, M. (1999): Handbuch Pflegediagnosen in der Altenpflege. Ulm: Urban & Fischer

Klie, T. (2001): Rechtskunde. Das Recht der Pflege alter Menschen. 7. völlig überarbeitete und aktualisierte Auflage. Hannover: Vincentz Verlag

Klie, T.; Stascheit, U. (2001) Gesetze für Pflegeberufe. Gesetze, Verordnungen, Richtlinien. 6. Auflage, Baden-Baden: Momos

König, J. (2001): Der MDK – Mit dem Gutachter eine Sprache sprechen. Hannover: Schlütersche

MDS e.V. (Hrsg.) (2005): MDK-Anleitung zur Prüfung der Qualität nach § 112, 114 SGBXI in der stationären Pflege. Essen: o.V.

MDS e.V. (Hrsg.) (2005): Grundsatzstellungnahme Pflegeprozess und Dokumentation. Handlungsempfehlungen zur Professionalisierung und Qualitätssicherung in der Pflege. Essen: o.V.

Münch, M. (2004): Pflegeprozess und Pflegedokumentation im stationären Bereich. Reihe: Stationäre Pflege aktuell. Bonn: Pro Pflege Management

Wimmer, B. (2004): Gelungene Aktion »Weniger Bürokratie – Mehr Pflege!« Bundesgesundheitsministerin Ulla Schmidt sichert ihre Unterstützung zu. Vorschläge des VDAB werden am »Runden Tisch Pflege« aufgegriffen. Im Internet: http://www.vdab.de/fileadmin/doks/download/durchblick/durchblick_1_04.pdf [Stand: 11.11.2005].

Wipp, M. (2003): Abschlussbericht. Im Internet: www.stmas.bayern.de/pflege/stationaer/entb-abs.pdf

Gesetzessammlungen

AltPflG (2003), Gesetz über die Berufe in der Altenpflege v. 04.09.2003, BGBL. 2003 I Nr. 44

AltPflAPrV (2002), Ausbildungs- und Prüfungsverordnung für den Beruf der Altenpflegerin und des Altenpflegers v. 29.11.2002, BGBL. 2002 I Nr. 81

BGB (2003): Bürgerliches Gesetzbuch. 53. Auflage. (Deutscher Taschenbuch Verlag München)

KrPflAP (2003), Ausbildungs- und Prüfungsverordnung für die Berufe in der Krankenpflege v. 19.11.2003, BGBL. 2003 I Nr. 55

Anhang: Rechtliche und formale Anforderungen an die Pflegedokumentation

A Haftungsrecht

Angesichts von bestehenden Klagefristen nach dem BGB von bis zu 30 Jahren können gerichtliche Auseinandersetzungen Jahre nach der durchgeführten Pflege stattfinden. Diesbezügliche Urteile verdeutlichen, dass eine Dokumentation der Dekubitusprophylaxe und der Dekubitusbehandlung obligat ist zur sicheren Beweisführung und Entlastung der Pflegeeinrichtung. Denn, was nicht dokumentiert ist, gilt als nicht durchgeführt. Letztendlich kann durch eine unsachgemäß geführte Dokumentation die Beweislastumkehr erzielt werden. Gelingt es von Seiten des Beklagten nicht, das Gegenteil zu beweisen, folgt die Verurteilung und die Zahlung von Schadensersatz und Schmerzengeld. Zusammenfassend stellt sich die Frage: Wer haftet zivilrechtlich für die Verletzung des Patienten? In Frage kommen die Pflegekraft, die leitende Pflegekraft und der Träger der Einrichtung. Die anschließende Tabelle erläutert diese Thematik.

Tabelle 1: Verteilung der Haftung in einer Pflegeeinrichtung.

Haftung		
Ausführende Pflegekraft	**Leitende Pflegekraft**	**Träger der Pflegeeinrichtung**
bei: ▪ vorwerfbarem, fehlerhaften Handeln, § 823 BGB	**bei:** Anweisungs- und Überwachungsfehlern, § 831 BGB ▪ Organisationsfehlern, § 823 BGB	**für:** ▪ fremdes Verschulden, § 278 BGB **bei:** ▪ Auswahl- Anweisungs-, und Überwachungsfehlern, § 831 BGB ▪ Organisationsfehlern, § 823 BGB

Unterschieden wird zwischen der Haftung aus Vertrag und der Haftung aus Delikt. Der Bewohner einer Pflegeeinrichtung schließt mit dem Träger der Einrichtung einen Vertrag ab. Daraus leiten sich Pflichten für beide Parteien ab. Die Pflegeeinrichtung verpflichtet sich zur Leistung fachgerechter Pflege, der Bewohner zur Bezahlung des Entgelts. Der Träger der Pflegeeinrichtung beauftragt zur Leistungserbringung Personal.
Schlussfolgernd haftet der Pflegeeinrichtungsträger gegenüber dem zu Pflegenden für das Verschulden des von ihm zur Vertragserfüllung beschäftigten Personals, gemäß § 278 BGB »Haftung für den Erfüllungsgehilfen«, wenn eine Vertragsverletzung vorliegt.

Die vertragliche Haftung deckt nur materiellen Schaden ab, während die deliktische Haftung immaterielle Schäden wie das Schmerzensgeld umfasst. Zur Anwendung kommt die im § 831 BGB normierte Haftung für den Verrichtungsgehilfen. Die Einrichtung haftet für eigenes Verschulden, soweit sie die Pflegekraft nachweislich nicht sorgfältig angeleitet, ausgewählt oder überwacht hat. Ferner haftet die Einrichtung für Organisationsverschulden gem. § 823 BGB, zumal der Träger verpflichtet ist, die Betriebsabläufe so einzurichten, dass Dritte nicht zu Schaden kommen. Die leitende Pflegefachkraft und die ausführende Pflegekraft tragen die Verantwortung für die sach- und fachgerechte Durchführung der Pflege des Bewohners. Demzufolge haftet die leitende Pflegekraft bei Anweisungs- und Überwachungsfehlern (§ 831 BGB) und bei Organisationsfehlern (§ 823 BGB). Dem entgegen steht die ausführende Pflegekraft in Verantwortung, nach § 823 BGB bei vorwerfbarem und fehlerhaftem Handeln.

B Pflegeversicherungsgesetz/Pflege-Weiterentwicklungsgesetz

Durch das Pflege-Weiterentwicklungsgesetz entfällt künftig der § 80 SGB XI, der bisher die Forderung nach Pflegequalität sichern und weiterentwickeln wollte. Damit verschiebt sich der Schwerpunkt der für Pflegeeinrichtungen qualitätsrelevanten Bestimmungen zu den §§ 112 bis 115 SGB XI:

§ 112 SGB XI verpflichtet Pflegeeinrichtungen zu Qualitätssicherung, Qualitätsmanagement und Qualitätsprüfungen sowie zur Anwendung von Expertenstandards (s. a. § 113a SGB XI). In § 113 SGB XI ist nun gewissermaßen der alte § 80 enthalten: Er verlangt Maßstäbe und Grundsätze zur Sicherung und Weiterentwicklung für Qualität und ein einrichtungsinternes Qualitätsmanagement. Diese Maßstäbe sind von den zuständigen Instanzen bis zum 31. März 2009 zu entwickeln.

Ausdrücklich benennt der Paragraf auch eine *»praxistaugliche, den Pflegeprozess unterstützende und die Pflegequalität fördernde Pflegedokumentation, die über ein für die Pflegeeinrichtungen vertretbares und wirtschaftliches Maß nicht hinausgehen«*. Letzteres darf man wohl im Sinne einer Entbürokratisierung verstehen, wenn man den Hinweisen des Bundesgesundheitsministeriums folgt (vgl. Bundesministerium für Gesundheit 2008, S. 16).

§ 113a SGB XI präzisiert die Forderung nach Entwicklung und Aktualisierung von Expertenstandards.

§ 114 SGB XI bestimmt, dass sich Pflegeeinrichtungen Qualitätsprüfungen zu unterwerfen haben und an ihnen mitwirken müssen.

§ 115 SGB XI soll für mehr Information und Transparenz für die Pflegebedürftigen und ihre Angehörigen sorgen: So ist sicherzustellen, *»dass die von Pflegeeinrichtungen erbrachten Leistungen und deren Qualität, insbesondere hinsichtlich der Ergebnis- und Lebensqualität, für die Pflegebedürftigen und ihre Angehörigen verständlich, übersichtlich und vergleichbar sowohl im Internet als auch in anderer geeigneter Form kostenfrei veröffentlicht werden.«*

Jede Pflegeeinrichtung ist nun verpflichtet, die Ergebnisse ihrer Prüfung an geeigneter Stelle im Haus auszuhängen.

Mittlerweile sind auch Prüfungen angelaufen, die die Kriterien der sogenannten Pflege-Transparenzvereinbarung einschließen. Seit dem 1. Juli 2009 führt der MDK Prüfungen durch, die im Ergebnis Bewertungen nach dem Schulnotensystem produzieren, wobei die Skala von 1 (sehr gut) bis 5 (mangelhaft) reicht. Diese Noten sollen Bewohnern, Angehörigen und Interessenten eine Orientierungshilfe bei der Auswahl eines Heims geben bzw. bei der Einschätzung des Heims helfen, in dem sie leben.

Veröffentlicht werden fünf Teilnoten. Die Teilnoten der Qualitätsbereiche Pflege und medizinische Versorgung, Umgang mit demenzkranken Bewohnern, Soziale Betreuung und Alltagsgestaltung und Wohnen, Verpflegung, Hauswirtschaft und Hygiene werden zu einer Gesamtnote errechnet. Der fünfte Qualitätsbereich Befragung der Bewohner erhält zwar auch eine Note, sie fließt in die Gesamtnote aber nicht ein.

C Heimgesetze und verwandte Gesetzgebung

In den vorhergehenden Auflagen dieses Buches lautete die Überschrift dieses Abschnitts noch »Heimgesetz« – also ohne das den Plural kennzeichnende »e«. Dass nun endgültig dieser kleine Buchstabe hinzuzufügen ist, liegt an der sogenannten Föderalismusreform, auf die sich die große Koalition aus CDU und SPD in der Legislaturperiode von 2005 bis 2009 einigte.

Diese Föderalismusreform – die umfangreichste Änderung des Grundgesetzes in der Geschichte der Bundesrepublik – hat auch dazu geführt, dass nach ihrem In-Kraft-Treten am 1. September 2009 das Heimrecht in fast allen Belangen zu einer Angelegenheit des jeweiligen Bundeslandes geworden ist.

Mittlerweile haben mehrere Länder eigene Heimgesetze erlassen und damit das seit 1974 geltende Bundes-Heimgesetz außer Kraft gesetzt.

- Baden-Württemberg: Landesheimgesetz
- Bayern: Pflege- und Wohnqualitätsgesetz
- Nordrhein-Westfalen: Wohn- und Teilhabegesetz
- Saarland: Gesetz zur Sicherung der Wohn-, Betreuungs- und Pflegequalität für ältere Menschen sowie Pflegebedürftige und behinderte Volljährige
- Schleswig-Holstein: Selbstbestimmungsstärkungsgesetz

In vielen anderen Ländern liegen Gesetzentwürfe vor. Wenn auch dort die Gesetzgebungsverfahren abgeschlossen sein werden, wird es in Deutschland 16 Landes-Heimgesetze und zusätzlich die auf Bundesebene geltenden zivilrechtlichen Normen zur Heimvertragsgestaltung geben. Ob die Schaffung so vieler Rechtsnormen ein Weniger an Bürokratie und ein Mehr an Transparenz bedeutet, mag dahingestellt bleiben. Jedenfalls: Wer sich mit Heimrecht, Pflegequalität, Rahmenbedingungen etc. in der stationären Altenpflege in Deutschland beschäftigen will, muss künftig 16 Gesetze statt eines einzigen zu Rate ziehen.

Seit dem 1. Oktober 2009 treten auch die zivilrechtlichen Vorschriften (also jene Bestimmungen, die die Vertragsbeziehungen zwischen Leistungsanbietern und -nachfragern regeln) des alten Heimgesetzes außer Kraft. Sie werden ersetzt durch das neue Wohn- und Betreuungsvertragsgesetz (WBVG), nach dessen Bestimmungen alle neuen Heimverträge abzuschließen sind.

Mit diesem Gesetz hält gewissermaßen auch eine neue Sichtweise Einzug: Es spricht nicht mehr von (Heim-) Bewohnern, sondern von Verbrauchern. Wichtige Neuerungen bzw. Schwerpunkte sind beispielsweise, dass dem Verbraucher vor Vertragsabschluss die Ergebnisse von Qualitätsprüfungen dargelegt werden müssen. Außerdem müssen die Verträge in leicht verständlicher Sprache abgefasst sein. Alte Heimverträge müssen bis zum 30. April 2010 den Bestimmungen des neuen WBVG angepasst werden.

D Krankenpflegegesetz

Eine weitere Rechtsgrundlage für die Notwendigkeit der pflegerischen Dokumentation ist das Gesetz über die Berufe in der Krankenpflege (Krankenpflegegesetz – KrPflG). In § 3 Abs. 1 KrPflG steht ausdrücklich, dass die Ausbildung entsprechend dem allgemein anerkannten Stand pflegewissenschaftlicher, medizinischer und weiterer bezugswissenschaftlicher Erkenntnisse erfolgen soll. Lt. § 3 Abs. 2 KrPflG soll die Ausbildung für die Pflege dazu befähigen, folgende Aufgaben eigenverantwortlich auszuführen: die Erhebung und Feststellung des Pflegebedarfs, Planung, Organisation, Durchführung und Dokumentation.

E Altenpflegegesetz

Desgleichen verlangt ferner das Altenpflegegesetz im Abschnitt 2 »Ausbildung in der Altenpflege« im § 3 Nr. 1 AltPflG *»die sach- und fachkundige, dem allgemeinen anerkannten pflegewissenschaftlichen, insbesondere den medizinisch-pflegerischen Erkenntnissen entsprechende umfassende und geplante Pflege. Diese Forderung bezieht die Pflicht zur Dokumentation mit ein«.*

In der Ausbildungs- und Prüfungsverordnung für den Beruf der Altenpflegerin und des Altenpflegers ist unmissverständlich die Pflegedokumentation als Bestandteil der Ausbildung aufgelistet. Eindeutig werden genannt: die Erhebung und Feststellung des Pflegebedarfs, Planung, Organisation, Durchführung und Dokumentation der Pflege.

F Formale Anforderungen an die Pflegedokumentation

Einzugehen ist auf die elementaren Anforderungen an die formellen und materiellen Voraussetzungen der Dokumentation. Diese werden abgeleitet aus den einschlägigen Gesetzestexten und Gerichtsurteilen. Die Dokumentationspflicht der Pflegekräfte ergibt sich als Nebenpflicht aus der dienstvertraglichen Leistungserbringung. Grundsätzlich sollen die Eintragungen zeitnah, zeitlich und personell nachvollziehbar sowie aussagekräftig sein. Die Pflegedokumentation hat in diesem Zusammenhang Urkundencharakter. Somit dürfen Eintragungen nur mit dokumentenechten Stiften vorgenommen werden. Unumgängliche Korrekturen sind so vorzunehmen, dass die ursprüngliche Eintragung noch lesbar ist und nicht unkenntlich gemacht wird. Die Berichtigung ist mit Handzeichen und Datum zu versehen.

Register